굿바이,
스트레스

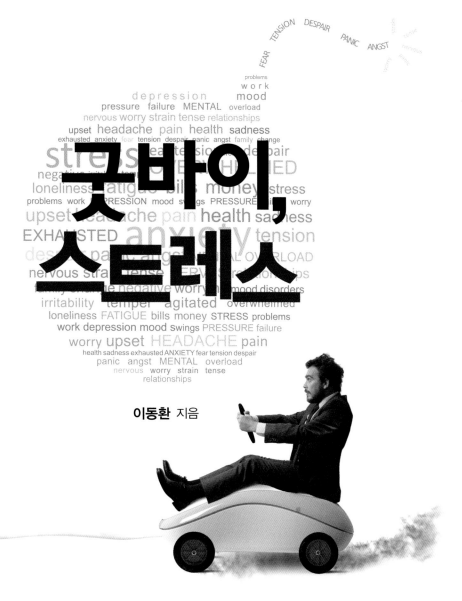

굿바이, 스트레스

이동환 지음

StarRich
BOOKS

굿바이, 스트레스

초판 인쇄	2014년 9월 15일
초판 발행	2014년 9월 25일

지은이	이동환
펴낸이	김광열
펴낸곳	㈜스타리치북스

책임편집	이혜숙
출판진행	한수지
출판기획	출판기획전문 ㈜엔터스코리아
편집디자인	퍼지컴인쇄㈜
표지디자인	권대흥
일러스트	배정모
교정교열	여성희
경영지원	김충모·김문숙·이광수·문성연·손연주·심두리·명수인·공잔듸
	권다혜·한정록·김지혜·김은지·이지혜·이예림·최지현

등 록	2013년 6월 12일 제2013-000172호
주 소	서울시 강남구 역삼동 837-9 한진빌딩 5층
전 화	02-2051-8477
홈페이지	www.starrich.co.kr
스타리치북스 페이스북	www.facebook.com/starrichbooks
스타리치포럼	http://cafe.naver.com/starrichforum

ISBN	979-11-85982-00-7(13510)
값 18,000원	

차 례

프롤로그 • 07

01

당신도 회사 우울증?

01 오늘도 어제 같고, 내일도 오늘 같은
   직장인의 우울한 하루 • 017

02 스트레스 척도 진단 • 026

03 '익숙한' 스트레스, '낯설게' 보기 • 042

02

365일 피로와 전쟁 중

01 끝없는 피로, 이유 없는 통증… 도대체 왜? • 056

02 스트레스를 이기기 위한 영양 관리 • 073

03 잠을 위협하는 스트레스 • 100

03

마음에서 답을 얻다

01 몸과 마음은 하나 • 124

02 내 마음 들여다보기 • 142

03 스트레스 해소를 위한 마음 근육 키우기 • 169

04

더 멀리 가기 위한
인생의 도움닫기
(Running Jump)

01 '힘'을 빼야 '힘'이 난다 • 218

02 건강한 개인과 조직을 위한 액션 플랜 • 239

에필로그 • 253

누구나 '자기관리의 천재'가 될 수 있다

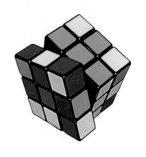

정육면체 육각퍼즐을 아시나요?

어렸을 적에 이 퍼즐을 맞추려고 무척 애썼던 기억이 납니다.

그러나 너무 어려워서, 결국은 다 맞추는 건 포기해야 했습니다.

어린아이 혼자서, 누구의 도움도 없이 이 육각퍼즐을 척척 맞출 수 있는 확률이 얼마나 될까요? 천 명 중 한 명, 아니 만 명 중 한 명도 안 되는 천재나 가능하지 않을까요?

그런데 몇 년 전 딸아이가 육각퍼즐을 열심히 맞추고 있는 모습을 보았습니다. 곧 포기하겠지 생각했는데, 다음 날 일어나보니 다 맞춰진 퍼즐이 탁자 위에 놓여 있었습니다. 저는 탄성을 질렀습니다.

"우리 딸이 천재였구나!"

그때 탁자 아래 떨어져 있던 퍼즐 맞추기 설명서가 눈에 띄었습니다. 그것을 발견한 저는 허탈한 웃음만 나왔습니다. 그 뒤 딸아이는 설명서를 보면서 퍼즐 맞추기 연습을 며칠 하더니, 이내 설명서 없이 바로 퍼즐을 맞추기 시작했습니다. 마치 천재처럼!

그때 저는 생각했습니다. 우리 모두는 타고난 천재가 아니지만, 누구나 연습하면 천재처럼 따라할 수 있다고!

오늘 아침 눈을 뜰 때 여러분은 어떠셨나요?

몸이 개운하고, 활력이 넘치셨나요?
마음이 편안함과 행복감으로 가득 차서 의욕이 넘치셨나요?
새로운 하루를 시작한다는 생각에 가슴이 벅차오르셨나요?

하루를 이렇게 시작할 수 있다면 얼마나 좋을까요?
하지만, 우리의 현실은 그렇지 않습니다. 복잡하고 힘든 일들이 내 앞을 가로막고 있습니다.
몸은 축 처지고, 피로는 잘 가시지 않습니다. 머릿속은 복잡해지고, 마음도 점점 지쳐갑니다.

그런데 우리는 주위에서 드물게 자기관리를 아주 잘하는 사람을 발견하기도 합니다.

모든 일을 긍정적으로 생각하고 스트레스를 거의 받지 않습니다. 건강에 대한 관리도 철저합니다. 나쁜 음식은 입에 대지 않고, 좋은 음식들은 잘 챙겨먹습니다. 운동도 규칙적으로 꾸준하게 합니다. 그러다보니 몸은 활력이 넘치고, 매사에 의욕이 왕성합니다. 그리고 하는 일마다 좋은 성과를 올립니다.

　이런 사람이 바로 천 명 중의 한 명도 나오기 힘든 자기관리의 천재입니다.

　그렇습니다. 우리는 천재가 아닙니다. 그러나 우리 손에는 '퍼즐 맞추기 설명서'가 들려 있습니다. 이 책을 집어든 당신은 자기관리를 통해 최고의 성과를 낼 수 있는 설명서를 들고 있는 것입니다.

　당신이 이제부터 할 일은 이 책을 읽으면서 하나씩, 하나씩 실천하는 것입니다. 퍼즐 설명서를 보면서 차근차근 퍼즐을 짜맞추어 보는 것과 같습니다. 여러 번 반복적으로 실천하다보면 여러분도 자기관리의 천재처럼 변하게 될 것입니다.

　이제 이 책과 함께 스트레스를 물리칠 심신관리법을 하나하나 열심히 터득해보시길 바랍니다. 차츰 자신감 넘치고 활기찬 모습으로 변화되어가는 당신을 만나게 될 것입니다. 더불어 주위 사람들에게도 이 책을 권하는 여유를 갖게 될 것입니다.

　자신의 몸과 마음을 옥죄던 스트레스로부터 벗어나, 밝고 긍정적인 삶을 살아가는 당신을 기대해봅니다.

2014년
이동환

당신도 회사 우울증?

01 오늘도 어제 같고, 내일도 오늘 같은
    직장인의 우울한 하루

02 스트레스 척도 진단

03 '익숙한' 스트레스, '낯설게' 보기

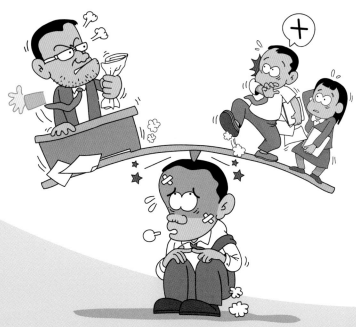

chapter 01

상사 눈치 보랴, 후배 신경 쓰랴,
위아래로 치이는 직장생활

"으아~~악!"

새벽녘, 온몸이 땀에 젖은 채 비명을 지르며 잠에서 깬 우울한 대리. 이번 주 들어 벌써 세 번째 악몽이다. 뒤숭숭한 꿈자리에 잠도 오지 않아, 어제 쓰다만 기획안을 떠올려본다. 나대기 과장이 슬쩍 떠민 매출표 작성도 마저 끝내야 한다.

'당장 내일부터 한 팀장이 매출표를 갖고 오라, 기획안을 갖고 오라 성화일 텐데….'

우울한 대리가 베스트 B&C사에 입사하여 생활용품 등 소비재 MD로서 근무한 지도 벌써 8년째다. 그러나 지금까지 '히트' 상품은커녕 실적을 내는 일도 매달 턱걸이 신세다.

'왜 나는 늘 제자리 인생인 걸까? 역시 이 일은 내 적성에 안 맞는 듯하니 다른 일을 찾아볼까?'

상념에 젖어 담배 한 대를 피운 후 서둘러 새벽 출근길에 나서지만,

마음은 도살장에 끌려가는 소마냥 뒷걸음질 치는 중이다.

"안녕하세요? 우 대리님, 오늘 일찍 나오셨네요?"

한 손에 아메리카노를 든 정야심 대리가 사무실 안으로 들어서면서 경쾌하게 아침 인사를 한다. 자리에 앉자마자 PT 자료를 손보느라 분주한 정야심, 무언가 뜻대로 되지 않는지 콧잔등을 쫑긋거린다.

"선배님, 이것 좀 봐주실래요?"

다음 시즌 기획보고서를 들여다보며 씨름을 하던 우 대리는 미모의 여자 후배가 하는 부탁에 하던 일을 멈추고 정야심 대리의 자리로 간다.

"여기, 이 부분에 동영상을 넣었는데, 회사 컴퓨터로 옮기니 재생이 안 되네요."

"아, 이거 다음 시즌 새 기획안이네요? 도구에서 옵션을 변경해보고, 그래도 안 되면 인코딩을 다시 해볼게요."

"우 대리님은 역시 우리 팀 해결사세요!"

정 대리가 한껏 치켜세우자 우 대리의 얼굴이 살짝 붉어진다.

"아침부터 뭐하기에 둘이 찰싹 붙어 있어? 둘이서 뭐, 좋은 거라도 보는 거야?"

히죽거리는 웃음소리에 돌아보니 나대기 과장이다.

"과장님은 꼭 말씀을 하셔도…."

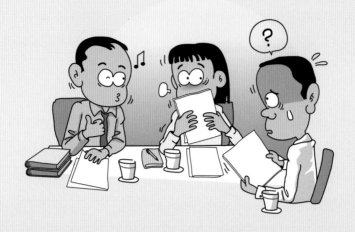

"정 대리, 조심해. 우 대리도 남자야."

"에이, 과장님! 우 대리님이 과장님처럼 능청스런 분인 줄 아세요?"

면전에서 자신을 놀려대는 말에 우 대리는 한층 더 상기된 얼굴로 자리로 돌아간다. 동갑내기 나대기 과장의 입담에 번번이 제대로 대꾸도 못하는 자신의 모습에 화가 나지만, 상사인지라 오늘도 그저 참을 수밖에 없다.

"전원 집합!"

보고를 하러 그룹 본부에 다녀온 한성질 팀장이 돌아오자마자 붉으락푸르락한 얼굴로 오전회의를 소집한다.

"내가 방금 상무님 앞에서 얼마나 개망신을 당하고 왔는지 알아? 4분의 1분기 매출 실적에서 D사, M사한테 모조리 뒤졌는데, 이거 어떻게 설명할 거야? 상무님이 매출 끌어올릴 대책 안 가지고 오면 우리 팀 전부 모가지라고 지금 난리야, 난리! 나 과장, 너 매장 관리 어떻게 하고 돌아다니는 거야? 지난달 서울지역 매출표 왜 안 갖고 와?"

"네, 그건 우 대리가 작성 중인데… 우 대리 아직 멀었나?"

"네, 오늘 중으로 보고 드리겠습니다."

"다들 이 모양이니 우리 회사 마트 매출 순위와 브랜드 인지도가 그 모양으로 하락했지! 우 대리, 너는 샴푸 하나, 세제 하나 제대로 관리하지 못해서 만날 D사, M사 뒤꽁무니나 쫓아가게 만들어? 소비자 니즈도 파악 못 하면서 이 바닥에서 어떻게 밥 빌어먹겠다는 거야? 오늘 중으로 전부 다음 시즌 기획안이랑 새 프로젝트 아이템 하나씩 갖고 와! 오늘 중에 아이템 못 건지면 다들 퇴근 못 할 줄 알아!"

'쿵!'

한 팀장의 호통소리에 놀란 가슴이 문을 박차고 나가는 소리에 다시 또 콩닥콩닥 뛴다. 직원들은 드디어 올 것이 오고야 말았다는 표정이다.

"우 대리, 내 말이 우스워? 매출분석표 만들라고 시켰으면 주말에라도 나와서 해놔야 할 거 아냐?"

한 팀장한테 뺨 맞고, 우 대리에게 화풀이하는 나대기 과장. 우 대리는 동갑내기 입사동기임에도 먼저 승진했다는 이유로 번번이 상사 노릇을 하려드는 나 과장이 못내 거북하다.

'호랑이가 없으면 여우가 왕 노릇 한다더니, 걸핏하면 우 대리, 우 대리… 내가 동네북인 줄 아나?'

다른 직원들도 자신을 힐끔대는 것 같아 괜한 불쾌감이 든 우 대리는 서둘러 회의실을 빠져나온다. 그러나 막상 컴퓨터 앞에 앉자 뒷목이 묵직하고 관자놀이가 지끈거린다. 자리를 박차고 건물 앞 벤치로 나가 담배 한 모금을 쭉 들이키는데, 보도블록 틈새를 비집고 올라온 잡초 사이를 헤집고 힘겹게 기어가는 개미 한 마리가 보인다. 그러자 문득 발아래 저 개미처럼 자신도 저항하지 못할 어떤 큰 힘에 눌려 도망가지도, 앞으로 나아가지도 못하는 무력한 처지가 아닐까, 하는 생각이 든다.

'이제껏 열심히 앞만 보고 살아왔지만 언제나 보상 없는 삶, 어디론가 나아가려 발버둥치지만 늘 제자리에서 헛바퀴만 구르는 공회전 인생….'

아등바등 살아봤자 남는 게 뭘까, 하는 허무함과 우울함이 아침부터 우 대리의 마음을 어지럽힌다.

01

오늘도 어제 같고,
내일도 오늘 같은
직장인의 우울한 하루

내 안의 스트레스는
어느 정도일까?

우리는 흔히 스트레스를 일컬어 만병의 원인이라고 한다. 그러면서 스트레스를 잘 다스려야 심신이 편안하고 건강한 생활을 할 수 있다고 한다. 솔직히 누구나 아는 사실이지만, 스트레스 없이 사는 게 어디 말처럼 간단한가. 사람 때문에 스트레스 받고, 일 때문에 또 스트레스 받고…. 눈만 뜨면 곳곳에서 스트레스 상황이 벌어진다. 그렇다고 스트레스를 방치할 수는 없는 노릇이다. 지피지기면 백전백승이라고 했던가.

지금부터 '스트레스'에 대해 알아보자.

먼저 자신이 느껴왔던 스트레스 상태가 어느 정도인지 살펴보자. 다음 중 자신에게 해당되는 항목은 무엇인가?

나의 스트레스 정도 ▶

1. 나는 평소 직장에서 스트레스를 많이 받는 편이며, 정서적 회복을 위한 치유가 필요한 상태라고 느낀다.

2. 나는 종종 스트레스를 받긴 하지만 대체로 잘 관리하는 편이며, 스트레스를 치유하는 방법에도 관심이 많다. 스트레스를 받아도 스스로 적절한 방법을 찾아 적용시키면서 잘 조절하는 편이다.

3. 나는 스트레스를 잘 받지 않는 편이다.

전문가 진단 ❓

1번을 선택한 당신

당신은 지금 몸과 마음이 힘든 상태다.

오랫동안 방치된 스트레스 또는 현재 맞닥뜨린 극심한 스트레스로 인해 머리가 자주 아프거나 목뒤와 어깨의 근육이 뭉쳐서 통증을 느낄 수도 있다. 또한 밤에 잠이 잘 오지 않거나 잠을 자도 깊은 잠을 자지 못해 항상 피로감이 남을 수 있다. 아침에 일어나기가 너무 힘들고, 매사에 의욕이 떨어질 수도 있다. 작은 일에도 화가 잘 나거나 불안해지고, 외롭고 우울해지는 경우도 자주 있다. 때로는 급격히 기억력이 떨어지거나 집중력이 약해져서 업무에 지장을 받을 수도 있다.

그러나 스트레스 진단을 통해 자신의 상태를 파악하고, 마음의 구조에 대해 알아가면서 스트레스를 이겨낼 수 있는 방법들을 찾게 될 것이다. 그리고 그 방법들을 매일매일 실천해가면서 조금씩 편안한 마음과 좋은 컨디션으로 바뀔 것이다. 더 나아가 업무 능력이 향상되고, 가정과 회사에서 더 좋은 성과를 내며, 좋은 평가를 받게 될 것이다.

2번을 선택한 당신

당신은 스트레스를 받으면서도 나름대로 관리하는 방법들을 가지고 있다.

당신은 심한 스트레스를 받아도 푹 쉬거나, 운동을 하거나, 취미생활을 하면서 잘 극복할 수 있다. 지금처럼 스트레스 관리의 균형이 잘 맞으면 좋은 컨디션을 유지할 수도 있다. 그러나 갑자기 바뀐 환경으로 인해 또는 약간의 과도한 스트레스나 업무로 인해 균형이 깨지는 순간 자신도 모르게 더 피로해지고, 근육이 잘 뭉치며, 두통이나 소화불량, 불면증과 같은 증상들이 생길 수도 있다.

갑작스러운 환경 변화 또는 생활방식의 변화, 과도한 업무, 새로운 상황은 그것이 결코 부정적 상황이 아니더라도 사람들에게 큰 스트레스로 작용할 수 있다. 그러므로 스트레스를 관리하는 기법들을 하나씩 배우고 익혀나간다면, 앞으로 더욱 편안하고 좋은 컨디션을 유지할 수 있을 것이다. 또한 새로운 업무나 발전적인 도전을 하는 데 큰 도움이 될 것이다.

3번을 선택한 당신
당신은 스트레스를 잘 관리하는 자기관리의 고수다.

당신은 낙천적이거나 긍정적인 성격을 가지고 있어서 스트레스에 대한 반응이 아주 건강하게 작용하고 있다. 그래서 스스로의 스트레스를 잘 관리하고, 새로운 상황에서도 당황하지 않고 잘 적응하며, 좋은 컨디션을 유지할 수 있다.

만일 당신이 더욱 전문적인 스트레스 관리법들을 배운다면, 편안한 마음과 최상의 컨디션으로 더욱 중요한 일을 해나갈 수 있다. 뿐만 아니라 가정과 직장에서 다른 사람에게 큰 도움을 줄 수도 있다. 스트레스를 받는 가족이나 직장동료에게 이러한 방법들을 추천할 수 있으며, 그 과정을 통해 가정과 직장의 긍정적인 분위기를 만드는 데 크게 기여할 수 있다. 그래서 자신의 스트레스를 잘 관리하는 것뿐 아니라, 긍정의 에너지를 더욱 많은 사람들에게 전달하고 코치해줄 수 있는 헬스 리더로 성장할 수 있다.

직장인에게 스트레스 관리는
왜 필요한가?

우리는 누구나 좋은 컨디션을 갖기를 바란다. 가정에서나 직장에서나 편안한 마음과 좋은 컨디션으로 최상의 집중력을 발휘해 업무 능력이 향상되고, 자신감도 충만해지기를 희망한다. 또한 최고의 성과를 달성하고, 최고의 평가를 받기를 갈망한다. 우리가 꿈꾸는 성공적인 직장생활을 위해서라도 적절한 스트레스 관리법을 찾는 것이 중요하다.

스트레스를 줄이면서 업무를 진행하는 방법은 생각보다 어렵거나 힘들지 않다.

우선적으로 생각해야 할 것은 자신의 스트레스 정도를 파악해야 한다는 것이다. 그런 다음 자신의 감정을 효과적으로 조절할 수 있는 방법을 찾아야 한다. 이와 함께 식이요법, 이완요법, 생활요법 등으로 심신을 편안하게 만든다면, 업무에 대한 집중력을 높여 일의 능률을 한층 더 높일 수 있게 된다.

이러한 방법론에 대해 앞으로 소개될 내용을 충실히 이행한다면, 당신의 스트레스는 줄어들고 직장에서 훨씬 더 행복하게 생활할 수 있을 것이다.

직장인 절반 이상이 우울증이라고?
그렇다면 혹시 나도?

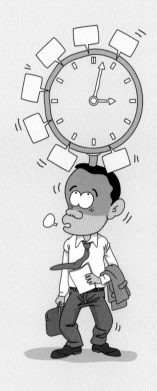

오후 3시! 평소 같으면 한창 졸음과 싸울 시간이지만, 오늘은 바짝 긴장한 채로 회의실에 모여 앉은 경영기획팀 직원들. 각자 새 프로젝트 아이템에 대한 기획의도를 설명하는 가운데, 한성질 팀장의 비수 같은 지적이 끝없이 흘러나온다.

"김성실! 이건 너무 뻔하고 약하잖아! 좀 더 센 거 없어? 네가 볼 땐 이게 매출을 얼마나 끌어올릴 수 있을 것 같아? 시장 조사는 제대로 한 거야?"

"야, 나 과장! 너 그걸 아이디어라고 낸 거야? 너 이거 작년에 제출했던 기획안에 글자 몇 개, 그림 몇 개 바꿔서 낸 거 누가 모를 줄 알아? 만날 매장 관리한다고 나가더니 일은 안 하고 놀러 다녔어?"

"박일만! 자리에 앉아서 일하는 척만 하면 다야? 머리는 폼이야? 생각 좀 하고 살아! 이것들이 다들 왜 이래? 단체로 나 혈압 오르게 하려고 작정한 거야? 우 대리, 너도 저 모양이면 알아서 해!"

한바탕 쏟아지는 한 팀장의 히스테리로 회의실 안은 살얼음판 같은 긴장감이 흐른다. 살벌한 분위기 속에서 우 대리가 발표를 시작한다.

"요즘 소비자들은… 화학성분에 민감하고, 오가닉 천연원료로 만든 제품은 고가여도 선호하는데다… 목욕용품이나 세탁세제는…. 늘상 피부에 닿는 제품이니… 우리도 천연원료의 PB제품을 새롭게 공급하면 어떨까… 하는 게…."

"왜 그렇게 내 눈치를 힐끔거리면서 중얼거려? 알아듣지도 못하게. 똑바로 안 해?"

우 대리의 발표가 채 끝나기도 전에 윽박부터 질러대는 한 팀장. 한 팀장이 호통을 칠 때마다 주눅이 들고 위축돼 머릿속이 하얘지는 바람에 우 대리는 애써 준비한 기획안을 다 발표하지도 못했다.

"팀장님, 제가 볼 때 이 아이디어는 시장에서 충분히 승산이 있다고 생각합니다. 저도 마침 비슷한 기획안을 준비하고 있었는데요."

갑자기 우 대리의 아이템에 말을 보태는 정야심 대리.

'어라? 이상하네? 정 대리의 기획안은 분명 '이너뷰티' 상품 기획안이었는데….'

우 대리는 직감적으로 뭔가 석연치 않음을 느낀다.

"화학성분으로 인한 아토피, 천식, 알레르기 질병환자가 늘고 있으니, 이들을 주요 타깃으로 유기농 화장품, 바디용품 등 생활용품 토털 브랜드를 론칭한다면 이 시장을 우리가 선점할 수 있을 것입니다."

"생활용품 토털 브랜드? 일이 너무 커지는 것 아냐? 생산비 추가 부담도 만만치 않을 텐데…."

"이미 우리가 보유한 생산라인이 있고, 기존 소싱업체도 있으니 큰 부담은 없을 것입니다. 또 새 브랜드를 론칭하면 저가 이미지도 탈피하고, 오가닉 시장으로 사업을 확장할 수 있어 일석이조의 좋은 기회가 될 것입니다."

정 대리가 차분하게 말을 이어나가자 한성질 팀장의 표정이 환해진다.

"역시 정 대리야! 우리 팀에는 정 대리만 한 인물이 없어! 이 아이템 정 대리가 디벨롭해봐. 우 대리, 조사한 자료를 정 대리한테 넘겨줘! 다음 주 임원진 보고 때 이걸로 간다."

우 대리는 자신의 아이템으로 정 대리에게 멍석을 깔아준 꼴이 된 것 같아 마음이 착잡하다. 하지만 그런 마음이 들면 들수록 후배한테 밀려서 시기나 하는 선배처럼 비춰질까봐 신경이 쓰인다. 또한 정 대리가 자신의 관심 분야에 대해 오랫동안 고민해온 것을 공연히 자신의 결과물을 가로챈 것으로 의심하는 것 같아 일면 미안하기도 하다.

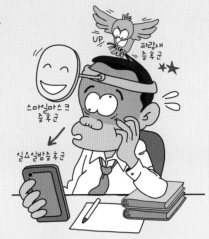

그날 저녁도 야근을 하는 우 대리. 하지만 아침부터 우울했던 기분 탓일까? 아니면 아이템 기획안을 놓친 탓일까? 일이 손에 잡히지 않아 하릴없이 시간만 보내면서 포털사이트에 올라온 인터넷 뉴스를 읽는다. 그때 '우리나라 직장인 절반 이상이 우울증'이라는 기사가 눈에 들어온다. 내용을 읽어보니 마치 자기 이야기인 것 같다. 몇 달째 머리도 멍하고, 무기력하고, 두통에 시달리던 본인의 모습과 그 증상이 다르지 않다.

게다가 종류도 '파랑새 증후군', '스마일마스크 증후군', '일요일 밤 증후군' 등 다양하다. 혹시나 하는 마음에 우 대리는 인터넷에서 스트레스 자가진단 테스트를 찾아본다. 테스트 결과는 예상을 뛰어넘는 심각한 수준이다.

- **파랑새 증후군(bluebird syndrome)** : 현실에 만족하지 못하고 새로운 이상만을 추구하는 증세를 가리키는 용어로, 현실에 대한 욕구불만이나 스트레스로 인해 발생한다.

- **스마일마스크 증후군(smile mask syndrome)** : 겉으로는 웃고 있지만 속은 우울한 상태로, 주로 스트레스나 억압으로 인해 나타나는 증상이다. 비즈니스영업이나 서비스업종 등에 종사하며 경쟁의 성과에 내몰리는 직장인들에게서 많이 나타난다.

- **일요일 밤 증후군(sunday night syndrome)** : 주말이 끝나는 일요일 밤, 월요일이 다가온다는 생각에 우울증이나 압박감을 느끼는 증상이다.

02

스트레스 척도 진단

스트레스 때문에 힘들다는 말을 달고 살면서도 정작 자신의 스트레스가 어느 정도인지 모르는 사람들이 많다. 위험 수위에 도달했는지, 아니면 괜찮은 수준인지 알아야 적절히 대처할 수 있지 않을까?

다음의 두 가지 설문을 통해 자신의 스트레스 상태를 점검하는 동시에 스트레스를 이겨낼 수 있는 회복탄력성 척도를 확인해보자. 자신의 상태를 정확히 알고 나면 분명 자극을 받을 테고, 스트레스 관리의 필요성을 더욱 절감하게 될 것이다.

PWI-SF 설문
(Psychological Wellbeing Index - Short Form)

• 출처 : 장세진(Chang, 1993)이 GHQ(General Health Questionnaires)-60을 기초
로 하여 우리나라 실정에 맞게 수정 보완한 PWI(Psychological Wellbeing
Index) 중 단축형 PWI인 PWI-SF(PWI-Short Form) 사용

측정방법

① PWI-SF의 점수는 4점 척도를 이용하여 산정한다. 먼저 각 항목에
‘0-1-2-3’의 점수를 부여한 다음 각 문항의 점수를 합산한다.

② (*) 표시가 있는 문항은 점수를 바꾸어서 ‘3-2-1-0’으로 부여
한다. 따라서 PWI-SF의 점수는 0~54점 사이에 분포하게 되며,
점수가 높을수록 스트레스 수준이 높음을 의미한다.

기준점

PWI-SF의 점수는 연구 목적 또는 연구 대상 집단에 따라 기준점 설
정이 변화되어야 한다고 생각되지만, 일반 직장인 연구를 대상으로
한 연구의 경우 27점 이상을 고위험군, 9~26점을 잠재적 스트레스
군, 8점 이하를 건강군으로 규정하는 것을 권장하고 있다.

설문지

※ 아래의 질문을 읽고, 최근 몇 주 동안 겪었던 육체적·심리적 상태에 해당하는 항목에 체크하세요.

문 항	매우 그렇다 (0점)	대부분 그렇다 (1점)	약간 그렇다 (2점)	전혀 그렇지 않다 (3점)
1. 현재 매우 편안하며 건강하다고 느낀다.				
2. 잠자고 난 후에도 개운한 감이 없다. (*)				
3. 매우 피곤하고 지쳐 있어 먹는 것조차도 힘들다고 느껴진다. (*)				
4. 근심 걱정 때문에 편안하게 잠을 자지 못한다. (*)				
5. 정신이 맑고 깨끗하다고 느낀다.				
6. 기력(원기)이 왕성함을 느낀다.				
7. 밤이면 심란해지거나 불안해진다. (*)				
8. 대다수의 사람들과 마찬가지로 나 자신을 잘 관리하고 있다고 생각한다.				
9. 전체적으로 현재 내가 하고 있는 일은 잘 되어가고 있다고 느낀다.				
10. 내가 행한 일의 방법이나 절차에 만족한다.				
11. 어떤 일에 바로 착수(시작)할 수 있다.				
12. 정상적인 일상생활을 즐길 수 있다.				
13. 안절부절못하거나 성질이 심술궂게 되어진다. (*)				
14. 나에게 닥친 문제를 해결해나갈 수 있다.				
15. 불행하고 우울함을 느낀다. (*)				
16. 나 자신에 대한 신뢰감이 없어지고 있다. (*)				
17. 모든 것을 고려해볼 때 행복감을 느낀다.				
18. 삶을 살아갈 만한 가치가 있다고 느낀다.				

PWI-SF 척도의 의미

PWI의 특징은 심리적인 문제뿐만 아니라 스트레스로 인해 느끼는 육체적 증상들을 포함한다는 것이다.

우리의 몸과 마음은 완벽하게 연결되어 서로 영향을 주고받는다. 이로 인해 정신적 스트레스가 육체적 증상을 일으킬 수 있다.

그런데 간혹 어떤 사람들은 심리적으로는 별다른 스트레스를 못 느끼지만, 몸에서는 스트레스를 느끼는 경우가 있다. 이런 경우는 더 정확한 진단을 위해 스트레스 호르몬 검사를 해볼 수 있지만, 병원에서 해야 하기 때문에 번거롭고 복잡하다.

반면, PWI-SF 설문은 몸과 마음의 스트레스 상태를 전체적으로 점검할 수 있는 간단하면서도 좋은 방법이다. 검사 결과, 27점 이상의 고위험 집단은 앞으로 소개할 스트레스 관리 방법들을 잘 숙지하여 꾸준히 실천하기를 권장한다. 그리고 3개월 후 다시 한 번 체크해보기 바란다.

회복탄력성 테스트
(Resilience Quotient Test)

• 출처 : 김주환, 《회복탄력성-시련을 행운으로 바꾸는 유쾌한 비밀》,
　　　　위즈덤하우스, 2011

설문지

※ 각 문항에 대해 1~5점의 점수를 매긴다.
(전혀 그렇지 않다=1, 그렇지 않다=2, 보통이다=3,
어느 정도 그렇다=4, 매우 그렇다=5)

문 항	점 수
1. 나는 어려운 일이 닥쳤을 때 감정을 통제할 수 있다.	( )
2. 내가 무슨 생각을 하면, 그 생각이 내 기분에 어떤 영향을 미칠지 잘 알아챈다.	( )
3. 이슈가 되는 문제를 가족이나 친구들과 토론할 때 내 감정을 잘 통제할 수 있다.	( )
4. 집중해야 할 중요한 일이 생기면 신바람이 나기보다는 더 스트레스를 받는 편이다.	( )
5. 나는 내 감정에 잘 휘말린다.	( )
6. 때때로 내 감정적인 문제 때문에 학교나 집에서 공부하거나 일할 때 집중하기 힘들다.	( )
7. 당장 해야 할 일이 있으면 나는 어떠한 유혹이나 방해도 잘 이겨내고 할 일을 한다.	( )
8. 아무리 당황스럽고 어려운 상황이 닥쳐도, 나는 내가 어떤 생각을 하고 있는지 스스로 잘 안다.	( )
9. 누군가가 나에게 화를 낼 경우, 나는 우선 그 사람의 의견을 잘 듣는다.	( )
10. 일이 생각대로 잘 안 풀리면 쉽게 포기하는 편이다.	( )
11. 평소 경제적인 소비나 지출 규모에 대해 별다른 계획 없이 지낸다.	( )
12. 미리 계획을 세우기보다는 즉흥적으로 일을 처리하는 편이다.	( )

문 항	점 수
13. 문제가 생기면 여러 가지 가능한 해결 방안에 대해 먼저 생각한 후에 해결하려고 노력한다.	( )
14. 어려운 일이 생기면 그 원인이 무엇인지 신중하게 생각한 후에 그 문제를 해결하려고 노력한다.	( )
15. 나는 대부분의 상황에서 문제의 원인을 잘 알고 있다고 믿는다.	( )
16. 나는 사건이나 상황을 잘 파악하지 못한다는 이야기를 종종 듣는다.	( )
17. 문제가 생기면 나는 성급하게 결론을 내린다는 이야기를 종종 듣는다.	( )
18. 어려운 일이 생기면, 그 원인을 완전히 이해하지 못했다 하더라도 일단 빨리 해결하는 것이 좋다고 생각한다.	( )
19. 나는 분위기나 대화 상대에 따라 대화를 잘 이끌어갈 수 있다.	( )
20. 나는 재치 있는 농담을 잘한다.	( )
21. 나는 내가 표현하고자 하는 바에 대한 적절한 문구나 단어를 잘 찾아낸다.	( )
22. 나는 윗사람과 대화하는 것이 부담스럽다.	( )
23. 나는 대화 중에 다른 생각을 하느라 대화 내용을 놓칠 때가 종종 있다.	( )
24. 나는 대화를 할 때, 하고 싶은 말을 다하지 못하고 주저할 때가 종종 있다.	( )
25. 사람들의 얼굴 표정을 보면 어떤 감정인지 알 수 있다.	( )
26. 슬퍼하거나 화를 내거나 당황하는 사람을 보면 그들이 어떤 생각을 하는지 잘 알 수 있다.	( )
27. 동료가 화를 낼 경우, 나는 그 이유를 꽤 잘 아는 편이다.	( )

문 항	점 수
28. 나는 사람들의 행동방식을 때로는 이해하기 힘들다.	( )
29. 친한 친구나 애인 혹은 배우자로부터 "당신은 나를 이해 못해"라는 말을 종종 듣는다.	( )
30. 동료와 친구들은 내가 자기 말을 잘 듣지 않는다고 한다.	( )
31. 나는 내 주변 사람들로부터 사랑과 관심을 받고 있다.	( )
32. 나는 내 친구들을 정말로 좋아한다.	( )
33. 내 주변 사람들은 내 기분을 잘 이해한다.	( )
34. 서로 도움을 주고받는 친구가 별로 없는 편이다.	( )
35. 나와 정기적으로 만나는 사람들은 대부분 나를 싫어하게 된다.	( )
36. 서로 마음을 터놓고 얘기할 수 있는 친구가 거의 없다.	( )
37. 열심히 일하면 언제나 보답이 있으리라고 생각한다.	( )
38. 맞든 아니든, "아무리 어려운 문제라도 나는 해결할 수 있다"고 일단 믿는 것이 좋다고 생각한다.	( )
39. 어려운 상황이 닥쳐도 나는 모든 일이 다 잘 해결될 거라고 확신한다.	( )
40. 어떤 일을 마치면 주변 사람들이 부정적인 평가를 할까봐 걱정한다.	( )
41. 나에게 일어나는 대부분의 문제들은 나로서는 어쩔 수 없는 상황에 의해 발생한다고 믿는다.	( )
42. 누가 나의 미래에 대해 물어보면, 성공한 나의 모습을 상상하기 힘들다.	( )

문 항	점 수
43. 내 삶은 내가 생각하는 이상적인 삶에 가깝다.	( )
44. 내 인생의 여러 가지 조건들은 만족스럽다.	( )
45. 나는 내 삶에 만족한다.	( )
46. 나는 내 삶에서 중요하다고 생각한 것들은 다 갖고 있다.	( )
47. 나는 다시 태어나도 나의 현재 삶을 다시 살고 싶다.	( )
48. 나는 다양한 종류의 많은 사람들에게 고마움을 느낀다.	( )
49. 내가 고맙게 여기는 것들을 모두 적는다면, 아주 긴 목록이 될 것이다.	( )
50. 나이가 들어갈수록 내 삶의 일부가 된 사람, 사건, 생활에 감사하는 마음이 더 커져간다.	( )
51. 나는 감사해야 할 것이 별로 없다.	( )
52. 세상을 둘러볼 때, 내가 고마워할 것은 별로 없다.	( )
53. 사람이나 일에 대한 고마움을 한참 시간이 지난 후에야 겨우 느낀다.	( )

채점 및 점수 해석방법

4, 5, 6, 10, 11, 12, 16, 17, 18, 22, 23, 24, 28, 29, 30, 34, 35, 36, 40, 41, 42, 51, 52, 53번 문항에 대해서는 6에서 자신의 점수를 뺀 것을 점수로 계산한다(예컨대 1이라고 적었으면 5점, 3은 3점, 5는 1점).

① 자기조절능력 = 감정조절력 + 충동통제력 + 원인분석력

1번부터 6번 문항까지의 점수의 합은 당신의 감정조절력을,

7번부터 12번 문항은 충동통제력을,

13번부터 18번까지의 문항은 원인분석력을 나타낸다.

그리고 이 셋을 합한 점수가 당신의 자기조절능력 점수다.

우리나라 성인들의 자기조절능력 평균 점수는 63.5점이다.

만일 자신의 점수가 70점 이상이 나왔다면 당신의 자기조절능력에는 별 문제가 없다고 봐도 좋으며, 75점 이상이라면 아주 높은 편이니 자부심을 가져도 좋다(상위 7% 이내).

반면, 63점 이하라면 자기조절능력을 높이기 위해 노력하는 것이 좋고, 55점 이하라면 자기조절능력을 향상시키기 위해 반드시 노력해야 한다(하위 20%에 해당).

 ② 대인관계능력 = 소통능력 + 공감능력 + 자아확장력

19번부터 24번까지는 소통능력,

25번부터 30번까지는 공감능력,

31번부터 36번까지는 자아확장력의 점수를 각각 나타낸다.

그리고 이 셋의 점수를 합친 것이 당신의 대인관계능력 점수다.

우리나라 사람들의 대인관계능력의 평균 점수는 67.8점이다.

만일 대인관계능력의 점수가 74점 이상이 나왔다면 대인관계능력에 별 문제가 없다고 봐도 좋으며, 80점 이상이라면 당신은 대인관계와 사회성이 아주 뛰어난 편이라 할 수 있다(상위 6% 이내).

반면, 당신의 점수가 67점 이하라면 대인관계능력을 높이기 위해 노력하는 것이 좋고, 62점 이하라면 대인관계능력을 높이기 위해 반드시 노력해야 한다(하위 20%에 해당).

점수가 낮은 사람들은 조금만 노력해도 그 효과를 금방 느낄 수 있다.

긍정성 = 자아낙관성 + 생활만족도 + 감사하기

긍정성은 자기 스스로의 장점과 강점을 낙관적으로 바라보는 태도(37~42번),
행복의 기본 수준이라 할 수 있는 삶에 대한 만족도(43~47번),
그리고 삶과 주변 사람에 대해 감사하는 태도(48~53번)로 측정된다.

우리나라 사람들의 긍정성의 평균 점수는 63.4점이다.
만일 긍정성의 점수가 70점 이상이 나왔다면 별 문제가 없다고 봐도 좋으며, 75점
이상이라면 당신은 대단히 긍정성이 높은 사람이니 자부심을 가져도 좋다(상위 6%
이내).
반면, 당신의 점수가 63점 이하라면 긍정성을 높이기 위해 노력하는 것이 좋고,
56점 이하라면 긍정성을 높이기 위해 반드시 노력해야 한다(하위 20%에 해당).

∴ **회복탄력성 = ① 자기조절능력 + ② 대인관계능력 + ③ 긍정성**

우리나라 사람들의 평균 점수는 195점이다.
만일 자신의 점수가 220점 이상이면 대단히 높은 수준의 회복탄력성을 가진 것이다.
웬만한 불행 앞에서는 좌절하지 않으며, 오히려 역경을 딛고 더 높은 곳으로 오를 수
있다.

212점 이상이면 상위 20% 이내에 들고, 200점 이상이면 안심할 만한 상태다.
반면, 190점 이하라면 회복탄력성을 높이기 위해 노력하는 것이 좋다.
180점 이하라면 자그마한 부정적인 사건에도 쉽게 영향을 받기 때문에 다시 튀어오
를 힘을 빨리 길러야 한다.
170점 이하라면 깨지기 쉬운 유리 같은 존재다. 크고 작은 불행에도 상처를 입고, 쉽
게 치유되지 않는다.

회복탄력성(RQ) 평가의 의미

회복탄력성이란^{Resilience Quotient}, 힘든 시련이 왔을 때 이를 극복해내는 힘을 의미한다. 자기조절능력과 대인관계능력, 긍정성, 이 세 가지 점수의 총합이 회복탄력성 지수다.

- **자기조절능력 측정 3요소** : 감정조절력 + 충동통제력 + 원인분석력
- **대인관계능력 측정 3요소** : 소통능력 + 공감능력 + 자아확장력
- **긍정성 측정 3요소** : 자아낙관성 + 생활만족도 + 감사하기

스트레스를 받는 상황에서 회복탄력성이 높은 사람은 그렇지 않은 사람에 비해 훨씬 더 그 상황을 긍정적으로 받아들이고 잘 극복해낸다. 그러나 회복탄력성이 낮은 사람은 어려운 상황이 닥쳤을 때 쉽게 좌절할 뿐 아니라 그 상황을 극복하지 못하고 실패의 나락으로 떨어지게 된다.

전쟁터와 같은 일터에서 하루를 무사하게, 수월하게 보내기 위해서는 지금 당장 회복탄력성을 높이는 데 온 힘을 기울여야 한다. 또한 자기조절능력, 대인관계능력, 긍정성 중에서 자신에게 부족하다 싶은 부분이 있다면, 그 능력을 집중적으로 키우는 노력을 해야 한다.

앞으로 소개할 스트레스 관리 방법들을 잘 숙지하여 꾸준히 실천한다면, 회복탄력성은 점차 증가하게 될 것이다. 3개월 뒤 다시 한 번 체크해보기 바란다.

야근 또 야근,
그 끝은 어디일까?

프레젠테이션(PT) 준비에 합류하라는 한 팀장의 지시가 떨어졌다. 우 대리는 다시 오가닉 PB제품 기획을 위해 정 대리와 팀을 이뤄 정보 분석에 착수했다.

매일 야근하고, 퇴근 후엔 잠깐 눈만 붙였다 떼고 나오는 일상의 연속…, 피로를 풀 시간이 없다. 그러나 우 대리는 몸이 고달픈 지금이 차라리 견딜 만하다. 새 기획안을 준비하는 동안엔 그나마 한 팀장의 폭언과 잔소리를 면할 수 있기 때문이다.

오늘도 야근을 하느라 사무실에 남아 있는 우 대리와 정 대리. 바쁜 일정에 저녁도 먹는 둥 마는 둥 했다. 시계를 보니 밤 10시다. 두 사람은 사무실 한쪽에서 컵라면을 먹으며 잠깐의 휴식을 가진다. 마지막 남은 국물 한 모금을 들이키는 순간, 뜬금없이 정 대리가 질문을 던진다.

"우 대리님, 이번 신제품 기획 프로젝트는 어디까지 갈까요? PT로 끝날까요, 아니면 우리가 구상한 대로 신규 브랜드 론칭까지 갈 수 있을까요?"

"정 대리가 승산이 있다고 확신하지 않았던가요? PT 발표 때문에 부담스러워서 그래요?"

"그건 아니고요, 끝까지 갔으면 좋겠다는 거죠. 저는 하나의 아이템이 가지를 쳐서 점점 뻗어가고, 거기에 살이 붙어 마치 살아 움직이는 유기체처럼 진화되어가는 모습에서 희열을 느껴요. 지금 우리가 고민하는 이 제품과 관련된 계획들도 구조적으로 세분화될 거고, 최종적으로 소비자들 앞에 하나의 상품으로 당당히 모습을 드러내겠죠. 이 세상에 존재하지 않던 상품에 브랜드라는 영혼을 불어넣는 일, 뭔가를 창조해낸다는 기분은 정말 짜릿해요. 그건 기존의 상품을 발굴해서 세상에 소개하는 것과는 비교도 할 수 없어요. 설령, 그 상품이 크게 히트 친다고 해도 말이죠."

"아, 그렇군요. 정 대리는 아직 열정적이군요. 컵라면 다 먹었으면 쓰레기는 제가 버리고 오죠. 양치질도 할 겸…."

말이 길어져 퇴근시간이 더 늦어질세라, 우 대리는 성급히 컵라면 그릇을 챙겨 화장실로 향한다. 일 욕심 많기로 유명한 정 대리의 소문이 사실인가 보다. 그저 눈앞에 닥친 업무만 간신히 해내는 자신의 무기력한 모습과 너무도 비교된다. 순간적으로 우 대리는 짜증과 더불어 위기감을 느낀다. 더구나 며칠 전에 동기 녀석과 술자리를 가졌는데, 그때 내년에 회사 측에서 대대적인 구조조정을 단행할 거란 소문까지 들었던 터였다. 이 부서, 저 부서 냄새 맡고 다니며 사내 정보를 캐고 다니는 나대기 과장이 요즘 한 팀장을 비롯해 본부 내 다른 팀장들에게 눈에 띄게 살랑대는 것도 그 때문일 것이라 생각하니, 우 대리는 더욱 더 불안하고 의기소침해진다.

프레젠테이션 준비를 위해 다시 소집된 회의, 한 팀장이 쐐기를 박는다.

"자, 요번에는 다들 정신 똑바로 차려야 돼! 이번에 '한방' 못 터뜨리면 내년에는 우리 서로 빠이빠이 해야 돼! 내 말 무슨 말인지 알지?"

사내에 빠르게 확산되고 있는 구조조정 소문. 그러나 뜬소문이든, 사실이든 이제는 '대박' 아이템을 터뜨려야 할 때다. 본부 내에서 좋은 성과를 내야 발탁 인사로 승진하는 사람도 생기고, 그래야 '만년 대리' 우 대리도 이번 기회에 승진 기회를 엿볼 수 있다.

사실 6~7년 전만 해도 유통본부는 반값 치킨과 반값 피자로 업계에서 일대 파장을 일으킨 적도 있었다. 그렇게 승진한 사례가 바로 나대기 과장이다.

그러나 요즘은 전통시장과 골목 상권 보호를 위한 정부 규제로 반값 할인 마케팅도 한물갔다. 그야말로 틈새시장을 공략할 수 있는 블루오션 아이템을 찾거나, 피 터지게 경쟁하는 시장에서 승부를 걸 만한 획기적인 아이디어를 찾아야 한다.

"이번 아이템 PT는 정 대리가 메인으로 발표하고, 우 대리는 서브해! 아무래도 전달력은 우 대리가 떨어지지. 이봐, 우 대리! 자네는 말이야,

정 대리가 추가 데이터가 필요하다고 하면 현장 조사로 계속 서포트해 줘."

"네, 알겠습니다."

대답은 했지만, 속은 쓰리다. 이번 프레젠테이션은 다가오는 인사고과에도 중요한 평정요소로 반영될 게 분명하다. 그러나 이런 선배의 착잡한 속마음을 아는지 모르는지, 눈치 없는 후배는 아예 한술 더 뜬다.

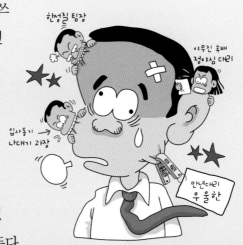

"우 대리님, 제가 볼 때는 여기 이 부분을 좀 더 디테일하게 접근하는 게 어떨까요? 제조원가와 사업성 분석을 추가하면 좋을 것 같고, 급할 때 혹시 필요할지 모르니까 국산 아로마 에센셜 오일을 납품받을 수 있는 허브농원도 두어 군데 알아두면 좋겠네요."

"아참, 우 대리님! 혹시 프랑스 U사와 제휴 생산방안은 가능성 있나요? 우리 쪽 오더에 맞춰 반제품 상태로 물량을 맞출 수 있는 곳이어야 하는데…."

"우 대리님, 제가 파워블로그를 한 명 찾았는데, 천연재료로 화장품이나 비누, 샴푸는 물론 치약까지 만들어 쓴다네요. 이분이랑 한번 접촉해 보시겠어요?"

시간이 갈수록 점점 더 많아지는 정 대리의 요구사항에 지칠 대로 지친 우 대리. 그러나 화를 낼 수도, 언짢음을 표현할 수도 없다.

'아무리 자기가 메인이라지만, 위아래도 없나…. 독종이라는 별명이 괜히 붙은 게 아니군.'

아예 대놓고 자신을 부리려 하는 정 대리가 못마땅하지만 달리 해결책이 없다. 지금은 팀의 운명이 걸린 절체절명의 순간, 어느 누구도 자신의 기분 따위는 알아줄 리 없다. 우 대리에게는 지금 이 자리, 이 순간, 심지어 자신을 바라보는 모든 사람들이 스트레스 그 자체다.

03

'익숙한' 스트레스,
'낯설게' 보기

스트레스란 무엇인가?

우리가 자주 사용하는 외래어 중 1위가 '스트레스'라고 할 만큼, 남녀
노소를 불문하고 모든 현대인들이 스트레스라는 단어를 입에 달고 산다.
하지만 스트레스가 무엇인지 한마디로 정의해보라면 다들 입을 다문다.
정의 내리기가 쉽지 않은 것이다. 지금까지 우리는 정작 스트레스가
무엇인지 제대로 알지도 못한 채, 스트레스 때문에 힘들다는 말을 자주
해온 셈이다.

스트레스를 제대로 관리하고, 나아가 자신을 위해 적절히 이용하기 위

해서는 먼저 스트레스가 무엇인지 정확히 알 필요가 있다.

스트레스라는 말은 라틴어 'Stringer(팽팽하게 죄다, 긴장)'에서 기원했으며, 처음에는 물리학·공학 분야에서 주로 쓰였다고 한다. 그 뒤 미국의 생리학자 월터 캐넌 Walter Cannon이 '투쟁-도피 반응 fight-flight response'과 '생리적 균형 homoestasis'을 발표하면서 의학계에 알려졌는데, 외부 자극으로부터 평형을 유지하기 위한 신체적 반응을 설명하기 위해 캐넌은 스트레스 개념을 사용하였다.

스트레스라는 말을 본격적으로 의학 용어에 적용시킨 사람은 캐나다의 내분비학자 셀리 Selye다. 그는 '일반 적응 증후군 general adaptation syndrome'이라는 개념을 도입하여 외상, 추위, 중독, 정신적 충격 등 여러 스트레스 상황에 직면하였을 때 인체에 나타나는 반응을 설명하였다. 셀리 박사는 스트레스의 종류에 상관없이 인체는 유사한 반응을 보이며, 오랫동안 스트레스가 지속될 경우 질병으로 이어진다는 사실을 처음으로 증명하였다.

또한 그는 스트레스를 '좋은 스트레스 eustress'와 '나쁜 스트레스 distress'로 나누었다. '좋은 스트레스'란 지금 당장은 부담스럽더라도 훗날 자신의 삶을 더 나아지게 만드는 성장 동력이고, '나쁜 스트레스'란 적절한 대처나 노력에도 불구하고 우울과 불안 증상을 일으키는 요인을 말한다.

미국의 심리학자 리처드 라자러스 Richard Lazarus는 스트레스를 어떻게 받아들이느냐에 따라 '좋은 스트레스'로 작용할지, '나쁜 스트레스'로 작

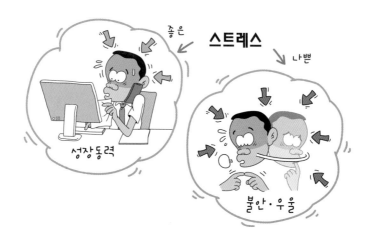

용할지 달라진다고 하였다. 즉 똑같은 스트레스 상황이라도 자신에게 좋을 수도 있고 나쁠 수도 있는데, 모든 것이 그 상황을 자신이 어떻게 받아들이느냐 하는 것에 달려 있다는 말이다. 이러한 관점은 스트레스 관리에 대한 구체적인 방법을 배울 때 그 중요성이 부각된다.

인간은 스트레스 요인이 발생하면 인지 과정을 통해 그것이 위협적인지, 아닌지(또는 부딪쳐볼 만한지, 아닌지)를 1차적으로 평가한다. 그리고 그것이 위협적으로 판명될 경우에는 그 위협에 대한 대처방법을 탐색하고 처리하는 2차 평가로 들어간다.

미국의 심리학자 마틴 셀리그만Martin Seligman은 '나쁜 스트레스'에 의한 부작용에 대해 설명하면서 '학습된 무력감learned helplessness'이라는 개념을 소개하였다. 현재는 긍정심리학의 대부로 잘 알려진 셀리그만 박사지만, 그 이전에 먼저 '학습된 무력감' 이론을 발표한 바 있다. 그 내용을 살펴보면, 스트레스 상황에서 벗어나기 위해 아무리 노력한들 계속 실패를 경험한 사람은 결국 스스로 포기하게 되고, 우울증에 걸린다는 것이다.

그런 그가 1990년대 중반에는 '학습된 낙관주의learned optimism'라는 정반대의 이론을 발표하였다. 긍정심리학의 토대인 이 '학습된 낙관주의' 이론은 인간이 스트레스 상황을 부정적으로 받아들이면 질병에 걸리지만, 긍정적으로 받아들이면 행복해질 수 있다는 점을 조명하면서 인간의 의지를 강조한다. 결국 이 말은 '모든 것은 마음먹기에 달렸다'는 불교 용어인 '일체유심조一切唯心造'와 맥락을 같이한다고 볼 수 있다.

'스트레스 준다'와 '스트레스 받는다'의 차이점

흔히 스트레스라고 하면, 부정적인 인식이 앞서 '나쁜 스트레스'만을 떠올리는 경우가 많다. 또 대개는 '스트레스 요인(원인)'과 '스트레스 반응(증상)'을 혼용하여 사용하기도 한다.

예컨대, "상사가 스트레스를 준다(스트레스 요인)"와 "요즘 스트레스가 심하다(스트레스 반응)"는 말처럼 원인과 증상을 섞어 쓰는 경우가 비일비재하다. 물론 이 두 가지를 혼용해 쓰더라도 알아듣지 못하는 사람

스트레스의 의미 구분

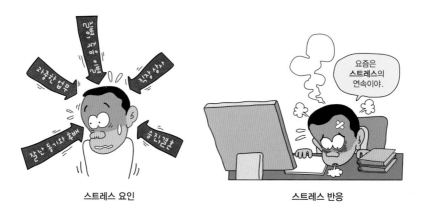

스트레스 요인   스트레스 반응

은 없겠지만, 때로는 개념을 명확하게 하기 위해 '스트레스 요인'과 '스트레스 반응'으로 용어를 구분할 필요가 있다.

먼저 '스트레스 요인(원인)'부터 살펴보자. 스트레스 요인은 크게 외적 요인과 내적 요인으로 나뉜다. 그리고 외적 요인의 경우 부정적 생활사건과 긍정적 생활사건으로 나눌 수 있다.

예를 들어 사랑하는 사람과 헤어진 상황(죽음·이별·별거)은 부정적 생활사건의 대표적인 예시로, 이 경우 가장 극심한 '스트레스 반응(증상)'을 보일 수 있다. 또한 질병, 신체 손상, 운동 부족, 영양결핍, 수면장애 등 생리적 이상 상태나 청소년기, 갱년기, 노년기 등 생리적 변화가 급격히 일어나는 시기에도 '스트레스 반응(증상)'이 커질 수 있다. 물론 가정, 학교, 직장에서 갈등이나 문제가 생기는 일상적인 상황도 빼놓을 수 없다.

더러는 합격, 승진, 휴가, 결혼 등과 같은 즐거움을 주는 긍정적 생활사건도 정신적 부담을 가중시켜 건강을 위협하기도 한다. 이미 심리적 어려움이 있는 사람이라면 더욱 문제가 될 수 있다.

하지만 '스트레스 요인'이 전혀 없는 것도 건강을 위해 좋은 것만은 아니다. 때로는 지겨움이나 권태가 지속되면 무기력한 상태를 거쳐 우울증 등 병적 상태에 이를 수 있다. 적당한 스트레스가 있어야 정신 건강은 물론 신체 건강에 도움이 된다는 사실을 기억하기 바란다.

➕ Tip   스트레스의 특징

- 스트레스는 항상 존재한다. 즉 스트레스를 받지 않고 살 수 있는 사람은 아무도 없다.

- 스트레스는 어떤 변화로부터 시작된다. 외부적, 내부적 변화 또는 신체적, 정신적 변화가 일어나면서 스트레스가 생긴다.

- 스트레스는 우리의 몸과 마음에 부담감으로 작용한다. 그러나 이것이 바로 질병이 되지는 않는다.

- 스트레스는 재적응하면 오히려 도움이 된다. 우리에게 부담으로 작용하는 스트레스 반응에 대해서 새로운 상태에 맞추어 균형을 잡아나가는 것이 스트레스 관리다. 이것을 통해서 재적응에 성공하게 되면, 오히려 자신의 미래와 건강에 도움이 된다.

365일 피로와 전쟁 중

01 끝없는 피로, 이유 없는 통증… 도대체 왜?

02 스트레스를 이기기 위한 영양 관리

03 잠을 위협하는 스트레스

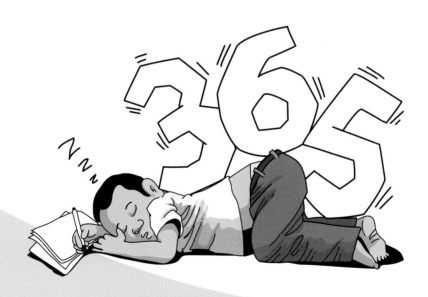

chapter 02

남 좋은 일만 하다가 골병든 신세

"정 대리, 아니 정 과장 축하해! 이번에 발탁 승진은 우리 본부 통틀어 정 과장 하나야! 그만큼 윗분들이 정 과장한테 거는 기대가 크다네. 자, 오늘 다들 회식이야. 약속잡지 마!"

"정 과장~ 어떡하냐? 이제 승진했으니 시집은 다 갔네. 일 좀 살살하지 그랬어?"

"정 과장님~ 축하드려요! 오늘 거하게 한잔, 각오하세요! 안 그럼 집에 못 보냅니다."

그동안 윗사람들로부터 후한 평판과 신임을 한 몸에 받던 정야심 대리. 지난 프레젠테이션 발표 이후엔 인사고과에서도 가장 뛰어난 S등급을 받아 유통본부 특별승진 대상자로 전격 발탁되었다. 갑작스런 특별인사로 후배에게 밀려버린 우 대리는 축하와 환호가 넘치는 사무실을 뒤로 한 채 홀로 조용히 사라진다.

자정을 바라보는 야심한 시각, 우 대리는 한껏 취기가 오른 상태로 사무실로 돌아온다. 어두운 사무실에 우두커니 앉아 있자 갑자기 감정이 복받친다.

"나는 열심히 살아보려고 했는데, 왜 세상은 나를 배신하는 거야! 나는 왜 만날 동기들한테 뒤처지고, 그것도 모자라서 이젠 후배한테 밀려야 하냐고! 윗대가리들은 앞에서 아부 잘하고 술 잘 마시는 것들만 챙기지, 동기나 후배 녀석들은 남의 아이템 가로채고도 뻔뻔스럽게 양심의 가책도 없지! 가뜩이나 승진도 못 해서 만년 대리 신세…, 나야말로 구조조정 0순위이겠구나!"

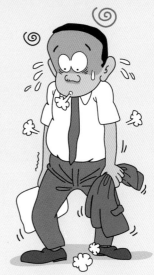

울먹거리며 자신의 처지를 한탄하던 우 대리는 어느새 책상에 코를 박고 잠이 든다.

한편, 같은 시간 파티션 건너편 홍보마케팅팀에서도 야근 중인 사람이 있었는데, 다름 아닌 탁월해 팀장이다. 사무실 불을 끈 채 책상 위 스탠드 불빛에 의지해 일하고 있던 탁 팀장은 은연중에 건너편 우 대리의 한탄을 모두 듣고야 말았다.

우 대리는 사내에서 있는 듯 없는 듯한 인물로, 평소 눈에 잘 띄지 않았다. 그래도 탁월해 팀장은 그를 잘 알고 있었다. 경영기획팀에서 신규 프로젝트를 진행할 때마다 홍보마케팅팀에 협조를 구하러 오는데, 그때 경험한 우 대리는 다른 직원보다 진중하고 예의바른 구석이 있었다. 물론 그런 모습은 자신감이 결여된 듯 보이기도 했다. 자기주장을 내세우는 법도 없어 홍보마케팅팀 직원들과도 충돌 없이 조화를 이루는 편이었지만, 그 대가로 한성질 팀장에게 번번이 깨지는 것도 다 지켜보고 있었다.

"우 대리, 너 마케팅팀 호구냐? 협조 받으러 갔으면 우리 요구를 관철시켜야지, 너 때문에 우리가 기획한 신상품 프로모션 방향이 틀어진 게 어디 한두 번이야!"

홍보마케팅팀을 다녀오는 우 대리를 보자마자 한 팀장이 쏘아붙이는 레퍼토리, 마치 탁월해 팀장이 들으라는 듯 큰소리를 낸다.

그도 그럴 것이 탁 팀장은 한성질 팀장의 신경에 거슬리는 존재다. 유통본부에서 잔뼈가 굵은 한 팀장은 지금까지 본부 내에서는 자신을 능가할 사람이 없다고 자부해왔다. 그런 그의 자존심은 해외 유학파, 대기업 PR팀장 출신의 화려한 경력을 가진 탁 팀장의 등장으로 금이 가고 말았다. 한 팀장은 조직 내 파벌과 인맥으로 걸핏하면 탁 팀장을 견제하려 들었다.

탁 팀장은 자신과 한 팀장 간의 이런 관계를 알면서도 늘 우직하고 정중한 우 대리의 모습을 주시해오고 있었다. 권력관계에 따라 눈치보고 줄을 대며 부화뇌동하는 다른 직원들과는 사뭇 다른 모습이었다. 또 한편으로는 걱정도 되었다. 약빠른 조직원들 속에서 우직하고 섬세한 사람이 적응해나가기란 여간 스트레스가 아닐 거란 생각에, 오늘 같은 일이 언젠간 일어날 수 있겠다 짐작했었다.

우연찮게 우 대리의 취중 고뇌를 엿듣게 된 탁 팀장은 마음이 짠하다. 우 대리를 통해 자신의 사회 초년생 시절이 떠오른 것이다. 탁 팀장은 엎드려 자고 있는 우 대리에게 다가가 자신의 카디건을 덮어주었다. 그리고 그의 머리맡에 쪽지와 책 한 권을 남겨 놓았다.

"우 대리에게 지금 이 책이 필요해보여서 빌려주는 겁니다. ☺
힘들면 언제 한 번 찾아와요. 술친구 해줄 테니."
— from 탁월해

새 브랜드 제품 기획에 박차를 가하며 숨 가쁘게 돌아가는 경영기획팀. 화장품, 세제, 위생용품 등을 광범위하게 아우르는 유기농 브랜드 론칭을 준비하는 동안 팀원들 간에 업무가 중첩되어 협업은 더욱 중요해졌다. 특히 이번 프로젝트 제품은 원료만 스위스에서 조달받고, 제조 생산은 국내에서 하는 방향으로 결정되어 생산, 공정 관리 등에 신경 쓸 일도 많았다.

승진 이후 프로젝트는 정 과장이 이끌고 있지만, 화장품을 제외한 나머지 제품은 대부분 우 대리가 전담했던 제품군이다. 게다가 정 과장은 브랜드 콘셉트나 포지셔닝 전략, 상품기획 등에 비중을 두고 있어, 사실상 매장 관리나 원료 조달, 공정 관리 등의 실무는 대부분 우 대리의 몫으로 넘어갔다.

더욱이 신제품 출시와는 별개로 기존 제품군을 관리하는 업무도 협업 과정 속에서 직원들이 은근슬쩍 우 대리에게 떠미는 일이 잦아졌다.

"우 대리! 영등포, 구로 매장 좀 다녀와! 내가 오늘 가야 하는데, 영 시간이 안 되네."

"우 대리님! 좀 전에 S사에서 이너뷰티와 다이어트 제품이 입고됐다고 연락이 왔는데, 매장 나가시는 김에 확인 좀 부탁드려요."

"우 대리, 지금 매장 나가? 잘됐네. 간 김에 플로어매니저 만나서 PB의류·잡화 재고랑 소비자 반응 좀 체크해봐."

남의 부탁을 거절할 줄 모르고, 좋은 게 좋다는 식으로 살아온 우 대리. 기왕 바깥걸음 하는 김에 급한 볼일 있으면 두루 해결하고 오면 좋겠다 싶어 떠맡았던 일들인데, 이제는 부탁하는 사람이 더 당당하게 요구한다.

늘어나는 일만큼 쌓여가는 스트레스, 정신없이 몰아치는 일정, 그리고 포악한 상사로도 모자라 독종 후배를 상사로 두게 된 상황에서 우 대리는 이제 일할 맛도 안 난다. 그동안 잘 버텨왔던 체력도 바닥이 난 건지, 요샌 몸이 말을 듣지 않는다. 피로에 찌들 대로 찌들어 입술은 부르텄고, 목과 어깨는 결리다 못해 아프다. 잠들었다가 아침에 일어나도 가뿐하지가 않다. 바닥으로 꺼질 듯한 무거운 몸을 일으켜 출근해봤자, 위안을 얻을 데라곤 한 모금의 담배와 씁쓸한 커피뿐이다.

'언제까지 여기서 이 고생을 해야 하나…, 이젠 진짜 때려치워야 하

나…. 당장 생활비랑 대출이자는 어쩌지?'

자동차 안에서 내비게이션에 외근 나갈 곳 주소를 입력하던 우 대리는
문득 앞으로 어떻게 살아야 할지 막막함을 느낀다. 그 순간 가슴이 답답
해지면서 우울감이 몰려온다. 그때 탁월해 팀장이 남겨놓은 책과 쪽지가
떠올랐지만, 이내 마음을 접는다. 한 번 찾아가볼까 싶다가도 탁 팀장이
호의를 베푼 이유를 통 알 수 없어 부담스럽기만 하다.

01

끝없는 피로,
이유 없는 통증…
도대체 왜?

시도 때도 없이 피로하고,
별 이유 없이 피로하다고?

아침에 일어나기 힘들고, 출근 후에도 정신이 멍하고 집중이 안 된다면?

커피나 카페인 음료를 마셔야만 겨우 정신이 맑아진다면?

잠을 많이 잤는데도 계속 피곤하고, 몸이 천근만근 무겁다면?

잠을 깊이 자지 못하고 자주 깨거나 식은땀을 흘린다면?

갑자기 일어날 때 어지럽고, 자주 기운이 없다면?

건망증이 심해졌거나 만사가 귀찮고 우울하다면?

하루 종일 피로감을 느끼고, 잠을 자도 피로가 풀리지 않는 증상을 호소하는 직장인들이 늘어나고 있다. 결론부터 이야기하면, 이런 증상들이 나타나는 이유는 바로 오래된 스트레스에 의한 '부신피로증adrenal fatigue' 때문일 가능성이 높다.

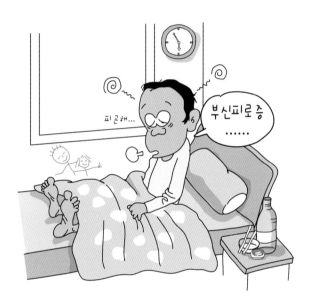

부신피로증은 오랫동안 쌓인 스트레스로 인해 부신의 기능에 장애가 생겨 만성피로, 기억력이나 집중력 저하, 성욕 감퇴, 우울감, 짜증이 잘 나고, 식사를 거르면 더 힘들어지고, 작업 능률이 떨어지는 증세가 나타나는 현상이다. 부신피로증은 기존의 현대 의학에서는 진단조차 하지 못했던 질환이었으나, 기능의학functional medicine을 통해 알려지기 시작하

면서 이제는 많은 학자들이 '21세기 증후군'이라고 표현할 정도로 만성 피로를 호소하는 많은 사람들에게서 공통적으로 발견되고 있다.

과거에는 만성피로를 호소하는 환자들이 주로 중년층이었다. 특히 중년 여성들은 결혼 후 힘들고 호된 시집살이를 겪으면서 정신적·육체적 고통을 토로했는데, 흔히 우리가 '화병火病'이라 부르는 질병의 증상들과 유사하였다. 오랜 시간 스트레스에 노출됨으로써 부신에 지속적인 자극이 가해졌고, 그 결과 부신 기능에 문제가 생겨 몸이 쇠약해진 것이다. 특별한 이유 없이 항상 몸이 무겁고, 피로하며, 여기저기가 아프다고 호소하는 것은 다 이 때문이다.

그런데 최근 몇 년 사이에 젊은 사람들에게도 '부신피로증'이 급증하고 있다. 밤낮없이 과도한 업무에 시달리는 직장인뿐만 아니라, 아이를 출산·양육하고 집안 대소사를 챙겨야 하는 주부, 학업에 대한 압박감을 느끼는 어린 학생 등 광범위한 연령과 계층에서 예외 없이 '부신피로증'이 발견되고 있다. 현대인들은 저마다 심한 스트레스를 껴안고 살아가기 때문에 부신의 기능도 점점 약해지고 있다.

바로 오늘 받은 스트레스도 지금 이 글을 읽고 있는 여러분의 부신에 영향을 미치고 있을 것이다.

그렇다면 '부신피로증'은 도대체 어떤 질병일까? 그리고 어떻게 하면 활기찬 생활을 할 수 있을까?

스트레스로부터
내 몸을 지키는 파수꾼

　무게가 약 10그램 정도에 불과한 '부신'은 엄지손가락만 한 크기의 장기로, 양쪽 콩팥 위에 얹혀 있는 내분비기관이다. 크기는 아주 작지만 매우 중요한 호르몬을 만들어낸다.

　부신은 구조상 크게 수질과 피질로 나뉜다. 먼저 부신수질은 특별한 세포들로 구성된 기관으로, 급성 스트레스로부터 우리 자신을 보호하기 위해 '에피네프린(아드레날린이라고도 한다)'과 '노르에피네프린'과 같은 호르몬을 내보낸다. 부신피질에서는 '코르티솔', '안드로젠'과 같은 호르몬들을 분비한다. 여기서 '코르티솔'이라는 호르몬을 주목할 필요가 있다.

　'코르티솔'은 스테로이드로 알려져 있는 물질이다. 부신에서 분비되는 이 물질의 작용을 모방해 스테로이드계의 약제들이 개발된 것은 이미 오래전 일이다. 이렇게 개발된 스테로이드 약제들은 여러 가지 질환에 광범위하게 처방된다.

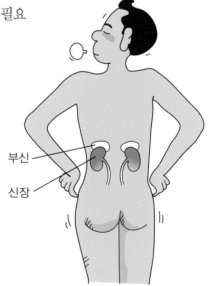

부신

신장

관절·혈액·기관지·폐·심장·피부·눈·신경 등 여러 질환에 사용되고 있으며, 자가면역질환이나 알레르기질환에도 자주 사용되는 아주 효과적인 약물이다. 그러나 약물로 쓰이는 스테로이드는 부작용이 많기 때문에 반드시 의사의 처방에 따라야 한다.

'코르티솔'은 우리 신체 전반의 주요 기능들에 관여하는 감초 같은 호르몬이다. 세포의 가장 기본적인 기능인 당질대사에도 밀접하게 관련되어 있는데, 혈당을 조절하고 지방과 단백질을 에너지로 변화시키는 데 아주 큰 역할을 담당한다. 또한 면역계에도 작용하여 염증 치료는 물론이고, 외부의 독소 및 세균에 의한 알레르기나 세포의 손상을 막아주는 데에도 필수적인 물질이다.

장기간의 스트레스로 부신의 기능이 점차 약해지고 있는 수많은 직장인, 수험생, 주부들은 현재 만성피로의 위험에 처해 있다고 해도 과언이 아니다.

그동안 만성피로, 수면장애, 두통, 어지럼증, 우울감, 무력감 등으로 고통받아왔지만, 정확한 병명을 몰라 답답했을 사람들이 많다. 막상 병원에서 검사해도 원인을 찾기 힘든 경우가 대부분이었다. 직장인, 수험생, 주부들, 특히 오랫동안 '화병이겠거니'하며 참고 살아왔던 우리의 어머니들은 지금 당장 부신 기능부터 검사해보기 바란다.

'양날의 칼'
부신 호르몬의 기능

잠시 눈을 감고 심호흡을 몇 번 해보자. 그리고 드넓게 펼쳐진 푸른 초원을 상상해보자. 따스한 햇살이 기분 좋게 내리쬐고, 살랑거리는 바람은 살갗을 부드럽게 간지럽힌다. 마음이 편안해지는가?

어디선가 얼룩말 한 마리가 나타나 풀을 뜯는다. 등줄기의 선명한 얼룩무늬가 아름답다. 평화로운 초원의 풍경이다. 그런데 갑자기 사자 한 마리가 나타난다. 굶주린 사자는 얼룩말을 보며 군침을 흘리기 시작한다. 열심히 풀을 뜯던 얼룩말도 사자를 인지한다. 그 순간 얼룩말의 뇌에서는 어떤 상황이 벌어질까? 죽을지도 모른다는 공포감이 뇌 호르몬을 분비시키고, 곧이어 또 다른 호르몬을 분비시킬 것이다. 그것이 바로 부신에서 나오는 '스트레스 호르몬'이다.

그렇다면 얼룩말의 부신에서 분비된 호르몬들은 어떤 작용을 할까?

얼룩말은 사자를 인식하는 순간, 이 상황을 어떻게 모면할 것인지 본능적으로 판단한다. 가장 쉬운 판단은 멀리 도망가는 것이다. 온 힘을 다해 죽기 살기로 도망쳐야 한다. 그런데 도망갈 수 없는 상황이라면 어떻게 될까? 이 경우 얼룩말은 사자에 대항해 사투를 벌여야 할지도 모른다. 삶에 대한 본능적 욕구가 만들어낸 처절한 싸움을. 얼룩말은 먹히지 않기 위해 도망칠 것인지, 아니면 싸울 것인지 중대한 선택의 기로에 놓이게 된다.

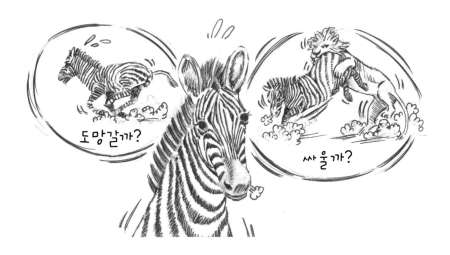

하버드 의과대학의 생리학 교수인 월터 캐넌은 이런 얼룩말의 스트레스 반응을 일찍이 '싸울 것이냐, 도망칠 것이냐의 반응(투쟁-도피 반응)'으로 이름 붙여 설명하였다.

캐넌 교수에 따르면 모든 동물은 심한 스트레스 상황에서 부신 호르몬이 급격히 분비되며, 도망을 치든 싸우든 어떤 쪽을 택해도 그 호르몬들이 쓰인다고 하였다. 즉 부신 호르몬은 근육의 힘을 강력하게 만들기 위해 분비되는 호르몬이고, 동물들은 극심한 스트레스 상황에서 스스로를 보호하기 위해 부신 호르몬을 분비한다는 것이다. 그런 면에서 부신 호르몬은 어쩌면 창조주의 선물일지도 모른다.

위험으로부터 도망치든, 맞서 싸우든 간에 근육의 힘을 키우기 위해 분비된 부신 호르몬들은 위험 요소가 사라지면 거의 소모되고, 얼룩말은 다시 예전의 평화로운 상태로 되돌아간다. 그래서 더 이상 부신 호르몬의 영향을 받지 않는다.

그런데 문제는 동물이 아닌 인간에게 있다. 인간도 생활을 하면서 동물과 똑같은 스트레스 상황을 만난다.

자, 다시 한 번 눈을 감고 상상해보자. 최근 들어 가장 심하게 스트레스를 받았던 상황을 떠올려보자. 회사의 매출실적 압박, 상사의 폭언, 정리해고와 근로계약 해지 등 실직에 대한 불안, 승진 경쟁 등등…, 여기에 가족과 주위 사람들의 시선까지 더해지면 스트레스는 증폭된다.

그뿐만이 아니다. 우리는 부신 호르몬을 분비시켜야 하는 수많은 스트레스 환경 속에서 살아가고 있다. 그렇다고 동물들처럼 맞서 싸우거나 도망치는 단순한 방법만으로는 스트레스 상황을 해결하지 못한다. 자연히 장기간 스트레스 아래 놓일 수밖에 없다.

사정이 이렇다보니 우리 몸에서 분비되는 부신 호르몬은 동물들처럼 빨리 소모되지 못하고 몸속에 오랫동안 남게 된다. 그렇다면 이렇게 남아도는 부신 호르몬은 우리 몸에 어떤 영향을 미칠까? 아무리 좋은 물질이라도 필요할 때, 필요한 만큼만 있어야 한다. 쓰이지 않고 몸에 축적돼 봐야 좋을 리 없다.

부신 호르몬의 대표 주자인 '코르티솔'은 몸속에 오래 남아 있으면 식욕을 증가시키고, 단것을 먹게 만든다. 또 근육 경직과 두통을 일으키고, 수면을 방해하며, 마음을 불안하게 만든다. 피부 트러블을 부르거나 여드름을 돋게 하고, 머리카락도 빠지게 한다.

우리는 흔히 스트레스를 해소한다는 명목으로 술을 마시거나 담배를 피운다. 그러나 중요한 것은 몸속에 남아도는 부신 호르몬을 가능한 빨리 해소하는 것이고, 그 방법으로는 운동이 가장 효과적이다. 근육을 사용하면서 부신 호르몬을 빨리 소모할 수 있기 때문이다. 동시에 마음을 편안하게 하는 명상이나 기도를 병행한다면 더할 나위 없이 좋다. 스트레스를 극복하는 구체적인 방법들은 뒤에서 좀 더 자세하게 살펴보기로 한다.

부신 호르몬 과다 분비보다
더 무서운 '부신 고갈'

직장인이라면 누구나 스트레스를 받는다. 그러면 우리 몸의 부신에서는 스트레스 호르몬이 분비된다. 그 영향으로 오후에 머리가 띵하거나 뒷목이 뻣뻣해지고, 밤잠도 자주 설치며, 얼굴에는 피부 트러블이 생기고, 살이 찌는 증상들이 나타난다.

그런데 여기까지는 양반이다. 이 상황이 하루 이틀도 아니고 한 달, 두 달, 심지어 1년, 2년 동안 계속되면 우리 몸속의 부신은 어떻게 되겠는가? 매일매일 받는 스트레스로 부신에서는 코르티솔이 분비되지만, 이 상황이 너무 오래 지속되다보면 코르티솔을 더 이상 분비하지 못하는 상태가 되고 만다. 마치 빨래를 짤 때 계속 비틀어 짜다보면 물이 더 이상 나오지 않는 것처럼 말이다. 이처럼 부신을 자극해도 더 이상 코르티솔이 나오지 않는 상태를 '부신 고갈'이라고 한다.

부신 고갈이 올 경우 문제는 더욱 심각해진다. 전신이 무기력해지고 온몸에 힘이 빠진다. 쉬어도, 쉬어도 피로가 풀리지 않는다. 머리는 항상 멍하고, 책을 봐도 내용이 머리에 들어오지 않는다. 자주 어지럽고 기분도 늘 우울하다. 피부도 건조해지고 알레르기 증상도 잘 생긴다. 환자 본인은 이런 여러 가지 증세들로 인해 일상적인 업무 수행조차 힘들어 괴로워하지만, 정작 병원에서는 이상을 발견하지 못한다.

만성피로클리닉을 찾아오는 많은 환자들은 이미 큰 병원에서 종합검사를 받고 온 경우가 대부분이다. 검사 결과 특별한 질병이 없는 것으로 나오지만, 환자들 대부분은 너무 피로하고 힘들다며 호소한다. 환자들의 검진 내용을 살펴보면 가끔은 부신 기능의 이상을 파악하기 위해 코르티솔 수치를 검사했던 경우도 없진 않지만, 대개는 혈액만으로 검사한 까닭에 코르티솔 수치가 정상 범위다.

만일 혈액 검사에서 부신 호르몬의 이상이 나올 정도라면 그때는 이미 중병이다. 부신에 종양이 생겨 과도한 호르몬이 나오는 '쿠싱증후군' 상태이거나 완전히 호르몬이 소진된 '에디슨병'일 경우에나 혈액 검사로 발견되기 때문이다. 따라서 대부분의 사람들은 스트레스를 받아 부신 호르몬이 갖가지 증상을 드러내더라도 정작 혈액 검사에서는 정상으로 확인되는 경우가 많다.

기능의학에서는 부신에서 나오는 코르티솔을 혈액이 아닌 타액을 통해 검사한다. 타액 검사는 질병 단계는 아니더라도 우리 몸의 이상 상태들을 확인할 수 있기에 혈액 검사보다 훨씬 더 정밀하다.

보통 타액 검사는 하루에 네 차례 실시한다. 부신의 코르티솔 수치는 하루 동안 일정치 않고, 아침에 올라갔다가 저녁에 떨어지기 때문이다. 그래서 환자는 아침 기상 후 30분 이내, 오전 11시경, 오후 4시경, 취침 전, 이렇게 정해진 시간마다 네 개의 통 각각에 타액을 받는다. 이로써 각 시간마다 코르티솔 수치가 어느 정도인지를 측정하여 부신의 기능을 확인할 수 있다.

스트레스 상황이 길지 않은 환자들은 코르티솔 수치가 정상보다 높게 나오기도 한다. 특히 코르티솔 수치가 가장 낮은 시간대인 취침 전이 낮보다 높게 나오는 경우도 종종 발견된다. 이 경우는 환자가 긴장된 상태이기 때문이며, 이 상태에서는 숙면을 취하기가 어렵다. 당연히 피로도 풀리지 않는다.

반대로 스트레스를 오랫동안 받아온 환자들은 코르티솔 수치가 아침부터 정상적으로 올라가지 못한다. 전체적으로 봤을 때 정상 이하의 그래프를 나타낸다. 즉 부신의 기능이 고갈되어 나타나는 '부신피로증'이다. 많은 만성피로 환자들이 이러한 상태에 머물러 있는데, 이 경우 반드시 전문적이고 적극적인 치료를 받아야 한다.

먼저 치료에 앞서 식이요법이 중요하다. 설탕이 든 음식이나 밀가루, 빵, 케이크와 같이 혈당을 급격히 올리는 음식은 반드시 피해야 한다. 이런 음식은 혈당을 올려 인슐린을 분비시키고, 그 결과 다시 저혈당을 만든다. 이때 저혈당을 막아주기 위해 부신 호르몬이 분비되는데, 그 때문에 혈당을 급격히 올리는 식품들은 부신에 자극을 가할 수밖에 없다.

비타민 C와 비타민 B군은 부신 기능을 유지하는 데 중요한 영양소들이다. 특히 비타민 C는 부신을 구조적으로 유지시키는 데에도 아주 중요한 역할을 하기 때문에 비타민 C 고용량요법을 함께 시도하기도 한다. 또한 부신피로증 환자들에게는 부신의 기능을 올리기 위해 시베리안 진생과 같은 허브들을 사용하기도 한다.

반대로 코르티솔이 과다하게 높아진 긴장 상태라면, 신경을 안정시키는 천연식품을 치료에 이용한다. 다행히 천연식품에 대한 연구가 활발히 진행되고 있어 신경안정제 등의 약물 치료보다 부작용 걱정 없는 천연 영양물질을 치료에 사용하는 경우가 많다.

부신 기능을 적절히 유지하기 위해서는 식이요법뿐 아니라 영양요법도 필수적이다. 이 경우 반드시 전문가의 도움을 받아야 한다.

➕Tip 부신피로증

- 스트레스를 받으면 부신에서 스트레스 호르몬이 분비된다. 이 호르몬은 우리 몸을 보호하기 위해 분비되지만, 너무 많아지면 몸에 오히려 해롭다.

- 스트레스 상황이 오래 지속되어 부신 호르몬이 과도하게 분비되는 상태가 길어지면, 결국은 부신 호르몬이 점차 부족해지게 되는 '부신 고갈' 상태에 이를 수 있다.

- '부신 고갈' 상태가 되면 극심한 만성피로를 느끼며, 이 경우 전문가의 도움이 반드시 필요하다.

'부신피로증'을 예방하기 위해서는 설탕이 들어 있는 단 음식이나 밀가루 음식을 피해야 한다. 또한 비타민 B군과 비타민 C를 충분히 섭취하고, 스트레스 관리에 신경 써야 한다.

#05

비만에 탈모까지,
이게 다 스트레스 때문!

"어머, 우 대리님! 왜 이렇게 살이 많이 찌셨어요?"

매장에서 만나는 사람마다 우울한 대리에게 건네는 첫인사다.

바쁜 나날을 보내며 종종 밥때를 놓치던 우울한 대리는 뒤늦게 폭식을 하는 경우가 많았다. 또한 야근을 할 때나 늦은 밤 허기질 때마다 라면과

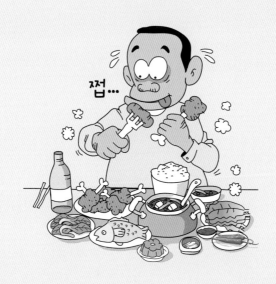

같은 인스턴트식품을 자주 먹곤 하였다. 그러면서 조금씩 늘던 체중은 두 달 새 무려 7킬로그램이나 늘었고, 허리둘레도 2인치나 늘어버린 것이다. 살이 찌니 몸은 더 피곤해지고, 체력도 더 떨어져 컴퓨터 모니터를 보면서도 종종 집중을 못할 때가 많았다.

"야, 우 대리! 여기가 여관인 줄 알아? 밤에 뭐하고 회사 와서 졸아? 그 따위로 퍼져 있으니깐 살만 찌지! 어휴, 속 터져서 원…."

식곤증이 몰려와 꾸벅꾸벅 조는 우 대리를 보자마자 그냥 지나치는 법 없이 쏘아대는 한성질 팀장. 그렇지 않아도 우 대리가 빠릿빠릿하지 못하다며 못마땅해 하던 차에 살까지 찐 우 대리를 보니 더욱 성마른 잔소리를 늘어놓는다.

"야, 신제품 생산 계획서 좀 가져와봐! 스킨케어 원료, 스위스에서 언제 오기로 한 거야?

"나 과장님이 컨택 중인데, 다음 주 금요일입니다."

"저번에 말한 세제 성분배합, 어떻게 돼가?"

"곡물배양 효소와 야자유 추출물로 계면활성제 성분배합은 완성 단계입니다."

"그래? 공정 관리 철저히 하고, 생산 차질 없게 해! 박일만이 너도 서포트 잘하고. 샘플 나오면 보고해야 되니 바로 가져와!"

"네, 알겠습니다."

돌아가는 사정이야 뻔히 알지만, 하루에도 열두 번씩 캐묻는 한성질 팀장. 자기가 초조할수록 직원들을 추궁하고 닦달하는 게 한 팀장의 고약한 버릇 중 하나다.

시제품 생산 일정이 다가오자 부지런히 서울과 충주를 오가는 직원들. 하루가 멀다 하고 왕복 200킬로미터 거리를 오가느라 그야말로 발바닥에 불이 난다.

"야, 우 대리! 어제 가져온 샘플은 왜 이 모양이야? 펌프가 불량이라 내용물이 잘 안 나오잖아! 디자인 바꿔서 다시 제작해!"

"일정이 촉박한 데다 이미 생산물량 맞춰서 용기 다 주문제작 해놓았는데요…."

"뭐야? 나중에 완제품 리콜 들어오면 어떡할라 그래? 다시 하라면 하는 거지, 무슨 말이 그리 많아? 업체 바꿔!"

가뜩이나 만성화된 피로로 그날그날을 버티기도 힘든데, 하루라도 조용할 날 없는 생활로 점점 몸이 힘들어지는 우 대리. 더욱이 퇴근길에 머리를 자르러 간 미용실에서 충격적인 말을 듣곤 가슴이 철렁 내려앉는다. 정수리 부근에 500원짜리 동전 크기만 한 원형탈모가 두 군데나 생겼다는 것이다. 급한 대로 마트에서 탈모 방지 샴푸와 검은콩을 사고, 찬장에서 시골 어머니가 보내주신 흑임자가루를 찾아내긴 했으나, 아침은 커녕 냉장고에 있는 음식조차 잘 찾아먹지 못하는 노총각 우 대리에게는 '그림의 떡'에 불과하다.

신경 쓸 일도 많은데, 건강 상태 때문에 더 예민해진 우 대리는 종합검진을 받아보기로 하였다. 점점 심해지는 두통과 피로, 이따금씩 눈앞이 캄캄해지는 어지럼증, 더부룩한 속과 묵직하고 불룩한 아랫배…, 혹시라도 큰 병은 아닐까 덜컥 겁이 난 것이다.

하지만 검사 결과 우 대리의 건강 상태는 오진이 아닐까 싶을 정도로 양호하였다. MRI, CT, 초음파, 내시경 등등 검사란 검사는 꼼꼼히 다 받아보았지만, 가벼운 위염과 역류성 식도염, 약간의 고지혈증만 제외하면 우 대리의 검사 결과는 지극히 정상이었다.

02

스트레스를 이기기 위한
영양 관리

잘 먹고 잘 사는 법

영양소는 살아가는 데 꼭 필요한 요소다. 그런데 심한 정신적·육체적 스트레스는 영양소의 불균형을 초래한다. 영양소 불균형이 생기면 세포 기능이 저하되고, 에너지 생성에 문제를 일으켜 피로를 유발하며, 그것이 또다시 스트레스를 낳는 악순환이 거듭된다.

스트레스를 이기기 위해서는 무엇보다 영양소에 대해 잘 알아야 하며, 건강하고 적절한 식습관으로 바꾸어나가야 한다. 그러기 위해서는 영양소에 대해 관심 있게 살펴볼 필요가 있다.

영양소, 요모조모 살피기

많은 사람들이 질문한다. "식욕이 좋아서 뭐든 잘 먹는 사람도 영양소에 문제가 있을까요?" 정답은 문제 있을 확률이 높다는 것이다. 질문자의 말처럼 음식을 '잘' 먹는다는 말은 음식을 '많이' 먹는다는 것에 불과하다. 영양소를 꼼꼼히 따지며 골고루 챙겨먹는 의미에서의 '잘' 먹는다는 것과는 엄연히 다르다.

영양소는 크게 '거대영양소'와 '미세영양소'로 구분된다.

거대영양소란, 쉽게 생각해서 칼로리를 가지고 있는 영양소를 말한다. 즉 지방, 탄수화물, 단백질과 같은 영양소이다. 이 3대 영양소는 우리가 평소에 먹는 음식에 풍부하다. 탄수화물은 쌀, 밀과 같이 우리가 주로 먹는 음식에 들어 있다. 고기나 우유, 달걀 등으로부터는 동물성 단백질을 섭취할 수 있고, 콩으로부터는 식물성 단백질을 섭취할 수 있다. 지방 역시 동물성과 식물성으로 나뉜다. 고기나 생선의 기름은 동물성 지방이고, 참기름이나 올리브유와 같은 기름은 식물성 지방이다.

이렇게 3대 영양소로 잘 알려진 탄수화물, 단백질, 지방은 칼로리를 가진 음식이기 때문에 너무 많이 섭취하면 몸에 축적되어 비만으로 이어지기 쉽다. 특히 탄수화물과 지방은 살찌는 데 가장 큰 역할을 하는 영양소이다.

반면 미세영양소는 칼로리를 가지고 있지 않지만, 우리 몸에 반드시 필요한 영양소이다. 바로 비타민^{vitamin}, 미네랄^{mineral}과 같은 영양소들이다. 우리에게 비타민이라는 말은 너무나 친숙한데, 언제부터인가 우리 생활 속 깊숙이 들어와 있는 듯하다. 그런데 정작 비타민에 대해서는 잘 모르는 것 같다. 비타민이 어떤 존재인지 자세히 알고 있는 경우가 그리 많지 않다.

비타민이란 '비타^{vita}'와 '아민^{amine}'의 합성어이다. 여기서 'vita'는 생명을 뜻하는 라틴어이고, 'amine'은 질소를 함유한 생화학 물질로서 생명을 유지하는 데 꼭 필요한 물질을 말한다.

그렇다면 정말 비타민 없이는 살아가기 힘든 것일까? 먹으면 좋지만, 안 먹어도 그만인 비타민제처럼 그저 건강에 도움을 주는 보조식품은 아닐까?

결론부터 말하면, 살아가는 데 비타민은 꼭 필요하다. 우리는 비타민이 없으면 죽는다. 조금 충격적인 이야기일 수도 있겠지만, 비타민이 없으면 생명을 유지할 수 없다는 것은 엄연한 사실이다. 그래서 비타민은 미세영양소이면서 필수영양소인 것이다.

미네랄도 마찬가지다. 우리 몸에 꼭 필요한 미네랄들이 있다. 칼슘, 마그네슘, 나트륨, 칼륨, 아연, 철분, 망간, 크롬, 셀레늄 등 약 10여 가지의 미네랄들은 우리 몸을 구성하고 유지시키는 데 꼭 필요한 영양소이다.

그렇다면 비타민과 미네랄은 어떤 작용을 하기에 우리 몸에 꼭 필요한 물질인 것일까? 이를 알기 위해서는 먼저 우리 몸을 이루고 있는 세포부터 알아야 한다. 우리 몸은 총 60조 개 정도의 세포로 이루어져 있으며, 세포 안에서는 수백 가지 화학반응들이 일어난다. 눈에 보이지는 않지만 그 작은 세포 하나하나마다 활발한 화학반응을 일으켜 새로운 물질을 생산해내고 있다. 다시 말해, 세포는 세상에서 가장 작은 공장인 셈이다.

그렇게 새로운 유기물이 다른 물질과 생화학반응을 일으켜서 또 다른 물질을 만들어내고, 이렇게 만들어진 물질은 또 다른 물질로 변해서 지속적인 생화학반응의 단계를 거친다. 이 과정을 통해 우리 몸은 필요한 에너지도 만들고, 몸속의 나쁜 독소도 해독한다. 그뿐 아니라 꼭 필요한 호르몬도 만들어낸다. 즉 우리 몸에서 일어나는 모든 작용은 세포에서 일어나는 화학반응에 의한 것이라고도 말할 수 있다.

그런데 세포의 원활한 화학반응을 위해서는 반응이 정상적으로 잘 일어나도록 도와주는 물질이 필요한데, 그것을 '효소enzyme'라고 한다. 우리 몸 전체에서는 이 효소들의 도움 덕분에 하루에도 수백, 수천 가지의 생화학반응이 일어나고 있는 셈이다. 그리고 이 효소들이 잘 작용하도록 도와주는 물질인 '조효소coenzyme'도 존재한다. 그밖에 효소의 작용을 돕는 또 다른 물질로 '코팩터cofactor'가 있다. 즉 조효소와 코팩터는 효소의 작용을 도와서 세포가 생화학반응을 활발히 일으킬 수 있도록 도와주는 필수적인 물질이다.

지금까지 우리가 중요하다고 강조해왔던 비타민과 미네랄이 바로 이 조효소와 코팩터의 역할을 하는 것이다. 이제 비타민과 미네랄이 우리 몸에 왜 필수적인지 이해가 될 것이다. 다시 한 번 정리하면, 세포의 모든 생화학반응을 일으키는 데 꼭 필요한 물질 중 하나가 바로 비타민과 미네랄이라는 것이다. 만일 비타민과 미네랄이 부족하다면 꼭 일어나야 할 화학반응이 원활하지 못할 것이고, 결과적으로 세포는 제 기능을 하지 못할 것이다.

만일 세포가 에너지를 만들어내는 도중에 화학반응이 멈춰버렸다면, 우리 몸은 어떻게 될까? 기운이 없어 축 처지고, 심한 피로감을 느끼게 될 것이다. 또한 에너지를 만들어내지 못하므로 칼로리를 소비할 수 없고, 칼로리를 소모하지 못하니 기초대사율이 떨어지면서 쉽게 살이 찔 것이다.

이처럼 수백, 수천 가지 화학반응을 돕는 비타민과 미네랄이 우리 몸에 충분히 공급되지 않는다면 세포들이 제 기능을 하지 못하고, 결국 우리는 죽음에 이르고 말 것이다.

나도 영양 결핍인가?

시간에 쫓겨 바쁘게 살아가는 직장인들의 경우, 대부분 영양 상태가 좋지 않다. 그 이유는 너무도 자명하다. 하루 식단을 통해 섭취하는 영양소 중 필수영양소인 비타민과 미네랄, 항산화물질은 턱없이 부족한 반면, 칼로리를 가진 지방, 탄수화물, 단백질의 섭취는 넘쳐난다. 그렇기 때문에 칼로리를 소모시키지 못해 살이 찌고, 에너지가 없어 몸에 힘이 떨어지는 것이다. 살은 찌는데 몸은 피로한 까닭이 여기에 있다.

많은 사람들이 음식을 잘 먹으면 영양적으로 문제가 없다고 생각한다. 그러나 앞서 말했듯이 칼로리가 있는 거대영양소만 풍부하다고 영양이 충족되는 게 아니다. 꼭 필요한 미세영양소까지 충분히 섭취해야 한다. 문제는 우리가 먹고 있는 음식이 미세영양소를 충분히 갖고 있지 못하다는 것이다.

평소 음식을 통해 섭취하는 비타민과 미네랄의 양은 우리 몸이 필요로 하는 양을 충족시키지 못한다. 아니, 1950년대까지만 해도 음식 섭취만으로도 충분했지만 지금은 불가능하다. 이게 대체 무슨 말일까, 어리둥절한 사람들도 있을 것이다. 1950년대에 먹던 밥과 오늘날 우리가 먹는 밥이 달라지기라도 했단 말인가? 바로 그렇다. 달라져도 너무 많이 달라졌다. 한 예로, '베타카로틴'이라는 영양소는 1950년대에는 복숭아 2개 정도 먹으면 하루 필요량으로 충분했다. 베타카로틴은 우리 몸속에서 비타민 A로 변환되는 물질로, 몸의 구석구석에서 중요한 역할을 수행하는 물질이다. 그런데 오늘날의 복숭아는 60년 전과 달리 무려 52개를 먹어야만 하루에 필요한 베타카로틴의 양을 채울 수 있다.

그뿐만이 아니다. 일본 과학기술청에서 발표한 자료에 따르면, 1990년대 시금치 한 단에 들어 있는 비타민 C와 철분의 양은 1950년대와 비교했을 때 자그마치 20분의 1로 줄어들었다. 즉 1950년대와 같은 양의 비타민 C와 철분을 섭취하기 위해서는 대략 20배의 시금치를 먹어야 한다는 것이다. 참으로 심각한 수준이다.

미국 농무부는 1970년대부터 자국민들의 영양 상태를 조사해왔다. 당시 미국은 잘 먹고 잘 사는 풍요의 상징이었지만, 미국인들의 영양 상태는 취약하기 짝이 없었다. 칼로리만 과도하게 섭취하고 있었을 뿐 몸에 꼭 필요한 비타민이나 미네랄과 같은 미세영양소는 심각하게 부족했던 것이다.

2000년대 초반, 드디어 미국의사협회^{AMA}가 발간하는 의학전문지가 이러한 문제들을 파헤치기 시작했다. 의사협회 논문에 따르면, 현대 사회의 미국 성인들은 음식만으로 충분한 영양소들을 공급받을 수 없다고 지적하면서 비타민과 미네랄 같은 필수영양소를 보충하기 위해 영양보조제를 섭취할 것을 권유하고 있다. 즉 아무리 잘 먹는다고 해도 음식만으로 필수 영양소를 채우기엔 역부족이라는 이야기이다.

오늘날 우리가 섭취하는 식품에는 문제가 많다. 가장 큰 문제는 좁은 땅에서 많은 농작물을 수확하는 것과 유기농작물이 사라지고 있는 것이다. 현대 사회에서는 어느 계절에나 과일을 먹을 수 있게 되었고, 우리의 식탁엔 어느 철에나 싱싱한 채소들이 풍부하게 올라오게 되었다. 즉 토양이 쉬면서 양분을 비축할 시간도 없이 농작물을 경작하고 있다는 뜻이다. 수십 년 전에는 경작 후 땅을 오랫동안 쉬게 해 토질이 영양소를 충분히 머금은 상태에서 다시 농사를 지었다.

그러나 현대 사회에서는 조그만 땅에서 가능한 빨리, 가능한 많은 농작물을 키워내야 한다. 이를 위해 많은 농법이 발달하였고, 그로 인해 1년에도 여러 번의 수확이 가능해졌다. 그러면서 우리가 먹는 과일과 채소의 양이 늘어난 것과 반비례하여 영양의 질은 현저히 떨어지게 되었다. 겉으로 싱싱해보이는 것과 영양소의 함량은 전혀 상관이 없다.

그래서 영양학자들은 매일 서로 다른 색깔의 과일과 채소들을 여섯 접시씩 먹어야 한다고 말한다. 그러나 이를 지킬 수 있는 현대인들은 거의 없다. 특히나 바쁜 직장인들은 더더욱 그렇다. 설령 시간이 있다 해도 하루 종일 먹는 것에만 신경 쓸 여력이 없다.

피로 때문에 병원을 찾아오는 환자들의 식사 습관을 보면 상당수는 아침을 거르는 경우가 많다. 물론 건강한 상태에서는 아침을 거르는 것이 크게 나쁘지는 않지만, 세포 기능이 약해진 상태에서는 끼니를 잘 챙겨 먹는 것이 좋다.

또한 혈액 검사나 모발 미네랄 검사를 통해 영양 상태를 측정해보면, 대부분 비타민이나 필수 미네랄이 부족한 '영양 불균형' 상태임을 확인하게 된다. 먹을 게 없어 보릿고개를 넘던 시절처럼 칼로리가 부족한 영양 결핍이 아니다. 세포의 기능을 살리고, 체내에 생화학반응이 활발하게 이뤄지도록 돕는 필수 미세영양소들이 부족하다는 의미다. '현대판 영양실조' 또는 '풍요 속의 빈곤'인 셈이다. 건장한 체격의 사람이 철분 결핍 빈혈 증세를 보인다거나 만성피로를 호소하는 것도 모두 이 때문이다.

영양의 불균형이 초래하는 건강상의 문제들은 여기서 끝이 아니다. 이제 좀 더 구체적으로 세포 기능에 어떠한 영향을 미치는지 알아보자.

우리의 세포가 위태롭다

필자는 의과대학을 졸업한 후 인턴, 레지던트 과정을 거쳐 전문의가 되기까지 10년 이상 의학을 공부했다. 그 과정에서 인체의 수많은 질병에 대해 공부했다. 현대 의학의 눈부신 발전과 진단 장비의 발달은 베일에 싸여 있던 인체 구석구석을 눈으로 직접 들여다보고 치료할 수 있게 해주었다. 또한 신약 개발과 새로운 수술법의 등장은 과거에는 살리지 못했던 수많은 환자들을 살려낼 수 있게 해주었다. 현대 의학은 실로 수많은 사람의 생명을 구한 대단한 학문임에 틀림없다. 그렇게 현대 의학으로 무장을 한 필자는 독립된 의사로서 진료 현장이라는 전쟁터로 뛰어들어 질병으로 고통받는 수많은 환자들을 진료해왔다.

그런데 시간이 지날수록 한 가지 의혹에 휩싸이게 되었다. 특별한 질병을 진단받지는 않았지만, 어딘가 불편하고 건강하지 못한 환자들이 점차 늘어나고 있다는 사실이다. 모든 진단방법을 동원해 검사해도 원인을 찾을 수 없지만, 실제로는 환자들을 고통으로 몰아넣는 증상들의 주범! 잠을 자도 늘 피로하고, 일상생활을 해나가는 것조차 힘들며, 매일같이 진통제를 먹어야 겨우 두통이 진정되고, 감기도 자주 걸릴 뿐 아니라 근육통도 자주 생기며, 종종 우울감에 사로잡히게 만드는, 그 풀리지 않는 수수께끼 같은 질환의 실체가 무엇인지 의구심을 떨칠 수 없었다. 더욱 기가 막히는 것은 모든 검사 결과가 정상이라는 점이다.

필자는 이 같은 환자들을 진료하면서 새로운 사실에 눈뜨게 되었다.

즉 질병이 없는 상태라고 해서 반드시 건강한 상태는 아니라는 것이다. 특별한 질병은 없지만 건강과 활력을 갖지 못한 수많은 사람들을 통해 얻은 깨달음이랄까? 실제로 질병이 없는 상태의 환자와 건강한 상태의 사람들을 관찰해보면, 그 두 상태의 간극은 매우 크다.

그렇다면 아무런 질병도 없는데 건강하지 못한 이유는 무엇일까? 이 의문점이 항상 뇌리를 맴돌았다. 사실 필자 역시 항상 피로감에 시달렸던 수많은 환자들의 모습과 별반 다르지 않았다. 근육이 굳고, 아프고, 두통도 자주 생겼다. 또 잠을 자도 피로가 풀리지 않았으며, 특히 휴일 동안 충분히 쉰 뒤에도 다음 날이면 온몸이 무너질 듯한 극심한 피로가 계속되었다.

그러던 어느 날 그 의문에 대한 해답을 찾을 수 있었다. 의학 세미나에서 강의를 듣다가 평소 필자가 생각했던 비타민의 역할과는 사뭇 다른 내용을 알게 된 것이다. 그 뒤 호기심 반, 기대 반으로 영양의학에 대해 공부하기 시작했다. 그 과정에서 세포의 생화학반응을 알게 되었고, 점차 세포의 기능에 주목하기 시작했다.

세포는 기존에 필자가 알고 있던 것보다 훨씬 더 많은 기능을 수행하고 있었다. 기존의 현대 의학을 공부하는 동안 질병의 진단과 치료에 대해서는 깊이 공부해왔지만, 세포의 정상적 기능에 대해서는 공부할 기회가 별로 없었다. 그때부터 필자는 '질병'이 아닌, '세포'의 기능을 진단하고 치료하는 '기능의학functional medicine'에 새로 입문하게 되었다. 벌써 10년 전의 일이다. 그렇게 기능의학의 매력에 푹 빠져 공부를 하면서 만성피로전문클리닉을 열게 되었다.

그 뒤 필자가 접한 모든 환자들은 의사로서의 눈과 귀를 열어주고, 세포의 기능을 새롭게 조명할 수 있게 도와준 소중한 스승들이었다. 기능의학이라는 미지의 영역에 새롭게 발을 내딛고, 세포의 기능을 살리는 새로운 접근으로 환자들이 회복하는 모습을 지켜보면서 의사로서 더 없는 기쁨과 보람을 느낄 수 있었다.

이제는 질병이 아닌 세포 기능의 변화를 진단하기 위한 검사 기법들도 무척 다양해졌으며, 그동안 수많은 연구를 통해 발전을 거듭해왔다. 미국 기능의학센터로부터 새로운 검사법들이 도입되기도 하였다. 그 과정에서 스트레스를 많이 받는 사람들은 세포 기능에 심각한 문제가 발생한다는 사실을 알게 되었다.

앞에서도 이야기한 바와 같이 현대인들은 영양 불균형 상태가 매우 심각하다. 당연히 세포의 기능도 정상적으로 유지되기 어렵다. 과도한 업무에 시달리며 눈치를 살펴야 하는 직장인들의 경우, 일반인에 비해 스트레스 강도가 월등히 높다. 업무와 성과에 대한 불안한 심리 상태는 직장인들을 스트레스의 포로로 만들고 있다. 그런데 이런 불안한 심리 상태는 생각보다 큰 파장을 일으킨다.

먼저 호르몬의 변화를 꼽을 수 있다. 스트레스를 받을 때 나오는 대표적인 호르몬이 바로 부신피질에서 분비되는 '코르티솔'인데, 앞서 설명한 바와 같이 장기간 지속적인 스트레스로 과다 분비된 코르티솔은 두통과 근육통을 유발하고, 잠자기도 힘들게 만들며, 피부 트러블을 일으키거나 살을 찌게 한다. 그러나 이러한 스트레스가 오랜 시간 지속되면 부신 호르몬들은 아예 고갈되고 만다. 이럴 경우 세포 기능은 더욱 손상된다.

더구나 이런 상태에서는 장의 기능에도 문제가 생긴다. 이른바 과민성(스트레스성) 대장증후군이라는 증상 역시 특별한 이상 없이 스트레스 때문에 장이 예민해진 상태를 말한다. 불균형한 영양 상태 때문이든, 스트레스 때문이든 이미 장의 정상적 기능은 혼란에 빠진 상태다. 이러한 상태는 기능의학에서 더 큰 의미가 있다. 장은 독소가 우리 몸 안에서 들고나는 거대한 출입구이기 때문이다.

영양 불균형과 과도한 스트레스, 과민한 장 상태, 그야말로 세포 기능을 손상시키는 삼박자를 모두 갖춘 상태다. 불행히도 대부분의 직장인들이 바로 그런 상태에 놓여 있다. 그렇기 때문에 스트레스에 시달리는 직장인들의 세포 기능을 확인하는 것은 중요하다. 기존의 현대 의학적 관점이 아닌, 세포 기능을 바라보는 기능의학적 관점에서 직장인의 상태를 살펴보아야 한다.

세포 기능을 살리는 영양소는?

일을 열심히 해야 하는 직장인들에게 꼭 필요한 영양소들을 하나씩 짚어보자.

먼저 에너지를 내는 데 꼭 필요한 영양소들은 어떤 것들이 있을까? 바로 비타민 B군이 대표적이다. 세포 안에는 에너지를 만들어내는 공장이 있다. 이 공장의 이름은 '미토콘드리아'다. 미토콘드리아의 역할은 너무나도 중요한데, 단적으로 말하면 우리 몸을 움직이게 하는 '배터리'라고 보면 된다.

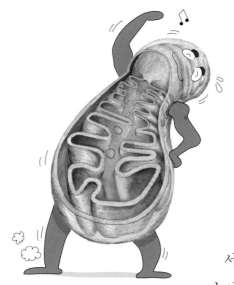

미토콘드리아

그런데 문제는 어떤 이유에서건 이 미토콘드리아가 원활하게 작동하지 못한다는 데 있다. 사실 세포 속의 이 '에너지 공장'이 잘 돌아가고 있는지, 아니면 망가져 있는지를 확인하는 것은 쉬운 일이 아니다. 앞서 설명했듯이 특별한 질병 상태가 아니기 때문에 기존의 현대 의학적인 검사에서는 확인할 수가 없다. 그래서 일반적으로 병원에서 하는 모든 검사를 다 해봐도 알아내기가 힘든 것이다.

그렇지만 기능의학에서는 이를 확인할 수 있다. 소변을 통해서 우리 몸의 수십 가지 화학물질들을 측정해, 그 기능을 유추해낼 수 있다. 이 검사법을 '소변유기산 검사'라고 부른다. 소변유기산 검사는 미토콘드리아 안에서 벌어지는 생화학반응 중 어느 단계에서 진행이 잘 안 되는지 알 수 있게 해주는 매우 유용한 검사다.

세포 속의 에너지 공장이 원활하게 돌아가지 못하는 가장 큰 이유는 각각의 화학반응 단계에 꼭 필요한 '조효소'나 '코팩터'가 부족하기 때문이다. 조효소나 코팩터 역할을 하는 대표적인 물질들이 바로 비타민 B군이다. 비타민 B군은 모든 음식에 골고루 들어 있지만 실제로는 충분히 섭취하지 못하는 영양소다. 그래서 간단한 혈액 검사를 통해 비타민 B군이 충분한지 확인해보는 방법도 병행하는데, 대표적인 검사가 '호모시스테인 homocystein' 검사다.

호모시스테인은 우리 몸에서 독소로 작용하는 물질이다. 이 물질은 비타민 B군 중에서 피리독신 pyridoxine, 엽산, 코발라민 cobalamin 이 제대로 기능하지 못하면 수치가 올라간다. 그 수치를 확인해봄으로써 비타민 B군의 상태를 확인할 수 있다. 일반적으로 호모시스테인의 정상 수치는 5~15라고 알려져 있으나, 기능의학적 관점에서는 8 이하로 보고 있다. 그래야만 피리독신, 엽산, 코발라민이 충분히 작용하고 있다고 본다.

다음에 소개할 영양소는 바로 마그네슘이다. 마그네슘은 에너지 공장인 미토콘드리아를 돌리는 가장 중요한 물질이라고 해도 과언이 아니다. 마그네슘은 미토콘드리아가 에너지를 만드는 과정에서 반드시 쓰이는 물질이면서, 동시에 'ATP adenosine triphosphate (아데노신 3인산)'라고 하는 에너지 덩어리의 주요 구성성분이기도 하다. 매우 중요한 영양소지만, 안타깝게도 쉽게 고갈되는 성질을 가졌다.

따라서 피로를 극심하게 느끼는 환자들을 보면 마그네슘 결핍에 의한 경우가 아주 많다. 특히 스트레스를 받을 때 가장 쉽게 고갈되는 미네랄이 마그네슘이다. 또한 음주 이후에도 쉽게 고갈된다. 마그네슘이 부족해지면 근육 수축이 생기면서 어깨 근육이 뭉치고 두통이 잘 생긴다. 눈꺼풀이나 얼굴의 근육이 떨리는 현상도 마그네슘 부족과 관련이 많다.

미토콘드리아는 마그네슘뿐 아니라 철분, 아연, 망간과 같은 필수 미네랄도 함께 있어야만 제 기능을 할 수 있다. 그중에서도 철분은 적혈구를 만드는 중요한 물질로 잘 알려져 있는데, 그 외에도 아주 중요한 역할들을 한다. 특히 미토콘드리아에서 에너지를 만드는 과정 중 마지막 단계에 없어서는 안 되며, 다른 효소들을 활성화시키는 데에도 철분의 역할이 크다. 때문에 피로를 호소하는 환자들에게 철분이 충분한지 확인하는 검사는 매우 중요한 절차다.

실제로 심한 피로를 호소하는 환자들을 대상으로 혈액 검사를 해보면, 철분 수치가 평균에 훨씬 못 미치는 경우가 많다. 빈혈 검사에서 확인하는 헤모글로빈 수치는 정상이었지만, 철분 저장 수치가 부족한 상태인 경우를 흔히 볼 수 있다. 그러므로 철분의 공급은 아주 중요하다. 이때 한 가지 중요한 사실을 잊으면 안 된다. 철분이 너무 과도한 것도 문제가 될 수 있다는 것이다. 과도한 철분은 우리 몸에 독소로 작용하는데, 특히 간에 문제를 일으킬 수 있다. 그러므로 반드시 검사를 통해서 수치를 확인하고 보충을 하는 게 좋다.

다음으로 비타민 중 가장 널리 알려져 있는 비타민 C를 살펴보자. 사실 비타민 C에 대한 이야기는 여러 권의 책을 써야 할 만큼 그 역할과 효능이 광범위하다. 그만큼 비타민 C는 우리 몸의 구석구석에서 많은 작용을 한다. 비타민 C 역시 스트레스를 이기는 데 꼭 필요한 물질이지만, 스트레스를 받으면 쉽게 고갈되기도 한다.

비타민 C의 가장 중요한 역할 중 하나는 인체의 면역력을 높여주는 것이다. 또 상처가 잘 아물게 도와주고, 염증작용을 줄여주며, 우리 몸속에서 발생되는 활성산소와 같은 독소들을 해독해준다. 활성산소는 산화작용을 일으켜 세포를 손상시키는데, 그중에서도 미토콘드리아를 집중 타깃으로 공격해 파괴시킨다. 때문에 우리 몸의 기본 중의 기본인 세포를 보호하기 위해서라도 비타민 C를 충분히 섭취해야 한다. 그뿐만이 아니다. 비타민 C는 다른 비타민들의 활성을 돕는다. 또한 뇌의 신경전달물질을 만들어내는 데 꼭 필요한 물질이기도 하다.

최근에는 비타민 C 고용량요법이 일반인들에게 소개되면서 하루에 2그램에서 많게는 10그램까지 복용하는 사람들이 늘어나고 있다. 물론 비타민 C의 적정 복용량에 대해서는 아직까지도 논란이 많다.

비타민 C를 비롯해 비타민 A와 E도 스트레스를 받는 사람들에게 큰 도움을 주는 항산화물질이다. 그리고 과일과 야채에 풍부하게 들어 있는 '카로티노이드'는 활성산소의 공격으로부터 미토콘드리아를 든든히 지켜주는 훌륭한 항산화제이다.

마지막으로, 정말 중요한 영양소를 하나 더 소개한다. 이것이 결핍되면 다른 모든 영양소들도 기능을 멈춰버릴 수 있을 만큼 매우 중요한 영양소다. 바로 '오메가-3 지방산omega-3 fatty acid'이다. 우리는 흔히 오메가-3 지방산을 혈액순환에 좋은 영양소 정도로 알고 있는 경우가 많지만, 이것은 머리를 많이 써야 하는 모든 현대인들에게 꼭 필요한 영양소다.

체내 세포를 둘러싼 세포막은 지방 성분으로 이루어져 있다. 뇌의 신경세포와 신경돌기도 지방으로 둘러싸여 있다. 그런데 우리가 평소에 어떤 지방을 먹느냐에 따라 세포 지방막의 구성이 바뀐다. 포화지방산으로 알려진 동물성 지방, 즉 실온에서 고체 상태인 지방을 많이 섭취하면 세포 지방막 성분이 주로 포화지방으로 이루어져 세포막이 딱딱해진다. 그러면 물, 산소, 영양성분 등의 물질이 드나드는 것을 조절하고 제어하기 어려워진다. 반면 불포화지방산인 오메가-3 지방산 섭취가 풍부해지면 세포막에 불포화지방산이 늘어나게 되며, 그럴 경우 세포막이 말랑말랑해져서 세포 안팎을 오가는 물질의 소통도 활발해지고 세포 기능도 활성화된다.

이와 더불어 오메가-3 지방산은 뇌와 신경세포에도 중요한 작용을 하고, 스트레스로 인해 몸이 과민하게 반응하는 것을 막아주기도 한다. 평소 스트레스를 많이 받는 사람들을 대상으로 오메가-3 지방산을 충분히 섭취하게 했더니, 스트레스에 대한 부신의 반응이 많이 감소되었다는 연구 결과도 있다.

지금까지 살펴본 비타민과 미네랄, 항산화물질, 그리고 오메가-3 지방산은 모두 스트레스에 시달리는 직장인들에게 유익한, 아니 절대적으로 필요한 영양소들이다. 사실 이 영양소들은 우리에게 전혀 새로운 것이 아니다. 예전부터 익히 알고 있었을뿐더러 흔하게 접해왔던 것들이지만, 그 중요성을 쉽게 간과해온 것들이다. 마치 공기의 소중함을 잊고 사는 것처럼 말이다. 그 결과 많은 사람들이 이 기본 중의 기본인 필수영양소를 골고루 챙겨먹지 못한 채 몸에 좋다는 고가의 건강기능식품들을 찾아다니고 있다.

물론 인삼이나 홍삼 같은 허브 영양소를 섭취하는 것도 건강에 좋긴 하지만, 기본적으로 세포 기능을 활성화시켜주는 비타민, 미네랄, 항산화물질, 오메가-3 지방산과 같은 물질이 풍부하지 않다면 스트레스로 피폐해진 몸을 회복하는 데 한계가 있다. 집을 잘 지으려면 든든한 기반이 있어야 하듯이, 건강의 기반을 다져주는 필수영양소인 비타민, 미네랄, 항산화물질, 오메가-3 지방산부터 부족하지 않게 잘 챙겨 먹어야 한다.

필수영양소가 부족한 상태에서 몸에 좋다는 한 가지 특정 성분의 건강기능식품만 섭취하는 것은 모래 위에 기둥을 세우는 것과 마찬가지다. 실제로 환자들이 허브 영양소나 한약에 큰 효과를 보지 못하고 찾아오기도 한다. 그 환자들을 검사해보면 몸 상태가 아직은 허브 영양소를 받아들일 준비가 안 되어 있었다. 즉 기둥을 세우기 위한 반석이 아직 만들어져 있지 않다는 말이다.

이처럼 생명 유지에 꼭 필요한 필수영양소가 부족해지는 것을 막기 위해서는 음식을 잘 먹는 것도 중요하지만, 비타민제와 같은 영양보조제를 통해 섭취해주는 것이 좋다. 단, 검증을 받은 질 좋은 제품이면서 인체에 흡수가 잘되는 제품을 선택해 꾸준히 복용하는 것이 좋다. 이로써 건강의 기틀이 견고해지면, 그 위에 허브 영양소라는 좋은 물질로 기둥을 세워나가기 바란다.

어떻게 먹어야 덜 피곤할까?

　무거운 눈꺼풀, 그리고 그보다 더 무거운 몸을 들어 올리면서 시작되는 직장인들의 하루. 아침부터 전신에 감도는 피로감과 분주한 출근 준비로, 아침밥을 챙겨 먹을 식욕은커녕 시간적 여유도 없다. 그러다보면 몸에 좋지 않은 음식으로 대충 끼니를 때우는 경우가 많아진다.

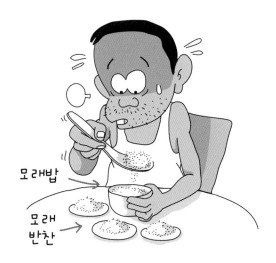

모래밥

모래
반찬

그럼, 어떻게 먹는 것이 좋을까? 가장 좋은 것은 전통적인 한식 식단이다. 특히 현미밥에 된장국을 기본으로 해서 콩이나 생선들로 단백질을 채우고, 김치와 나물류로 식이섬유까지 보충할 수 있다면 아주 좋은 식단이다. 그러나 아침부터 이렇게 잘 차려 먹을 수 있는 사람은 아주 드물다. 준비시간도 오래 걸릴 뿐 아니라 식욕이 받쳐주지 않으면 아침밥을 떠넘기기도 힘들기 때문이다.

그래서 대안으로 권장할 만한 음식 몇 가지를 소개한다. 먼저 단당류가 풍부한 생과일과 채소다. 과일과 채소는 포도당과 식이섬유를 보충하는 데 도움이 된다. 단백질을 간편하게 섭취하기 위해서는 삶은 달걀을 추천한다. 간단히 먹을 수 있으면서도 단백질이 풍부하다. 그밖에 두부나 콩, 견과류 등도 아침식사 대용으로 좋다. 두뇌에는 탄수화물 섭취가 중요하지만, 단백질도 적당히 공급해주어야 점심시간까지 허기를 덜 느끼고 일할 수 있기 때문이다. 그리고 하루를 잘 보내는 데 꼭 필요한 비타민과 미네랄, 오메가-3 지방산 등의 필수영양소들을 보조제를 통해 함께 섭취해주는 것이 좋다.

이렇게 아침을 넘긴 다음에는 하루 동안 보통 점심과 저녁식사, 그리고 간식을 먹게 된다. 간식이라고 해서 허투루 먹어서는 안 된다. 하나를 먹더라도 피로와 스트레스를 이겨내는 데 도움이 되는 식품들을 챙겨 먹도록 하자. 그리고 몸속 세포들을 건강하게 해주는 식습관을 만들기 위해 다음의 주의사항을 읽고 따르도록 노력해보자.

첫째, 설탕과 같은 가공된 당은 가급적 피하자. 밀가루도 마찬가지!

설탕과 밀가루 같은 음식은 혈당을 빠르게 올려 췌장에서 인슐린을 분비시킨다. 인슐린이 혈당을 떨어뜨리면, 이번에는 혈당이 너무 많이 떨어지지 않게 다른 호르몬들이 분비된다. 그런데 이때 분비되는 호르몬들이 바로 우리가 스트레스를 받을 때 나오는 부신 호르몬들이다.

결과적으로 설탕이나 밀가루 같은 음식을 자주 먹게 되면, 마치 우리 몸이 스트레스를 받을 때와 마찬가지인 상태에 놓이게 되는 것이다. 몸에 좋은 약은 입에 쓴 법이다. 달고 맛있는 빵, 과자, 케이크 등의 음식들을 너무 많이 먹지 않도록 하자.

둘째, 단백질 섭취에 신경 쓰자.

단백질은 장에서 분해되어 아미노산 형태로 흡수된다. 아미노산은 우리 몸을 구성하는 중요한 원료다. 특히 가장 중요한 뇌 호르몬의 원료다. 그런데 대부분의 단백질은 동물성 식품이다. 그렇다보니 으레 고기를 많이 먹어야 한다고 생각하기 쉽다. 반대로 고기를 먹게 되면 살이 찌고 건강에 나쁘다고 생각해 육식을 멀리하는 사람들도 있다.

하지만 조리법을 바꿔 양질의 단백질을 섭취하기 바란다. 고기를 굽거나 튀기지 말고 삶아서 먹어야 건강에 이롭다. 삶는 동안 기름기가 빠지고 포화지방산인 고체 기름을 잘라내고 먹을 수 있기에 더욱 좋다. 달걀도 프라이보다는 삶은 달걀이 좋다. 콩이나 두부, 생선을 통해 섭취해도 좋다. 특히 생선에는 불포화지방산인 '오메가-3 지방산'이 풍부하게 들어 있다. 그러나 주의할 점은 참치와 같은 큰 생선은 수은 등 중금속에 오염됐을 가능성이 높으므로 많이 먹지 않는 것이 좋다.

셋째, 정신이 멍해도 카페인에 의존하지 말자.

커피나 차에 들어 있는 카페인은 일시적으로 정신을 명료하게 해주는 각성 효과가 있다. 그러나 카페인의 효과가 떨어지고 나면 몸은 더욱 더 힘들어진다. 그래서 또다시 카페인을 찾게 되고, 결국 카페인 중독으로 가게 된다. 한 연구 결과에 따르면, 카페인 섭취량과 피로감은 정비례한다고 한다. 카페인을 많이 먹을수록 더욱 피로해진다는 말이다.

앞서 살펴보았던 '부신피로증' 환자들은 대부분 카페인에 중독된 경우가 많다. 카페인의 힘으로 하루하루를 간신히 버티기 때문이다. 이제부터라도 카페인을 끊어야 한다. 그러나 갑자기 끊게 되면 금단 증상에 의해 더욱 더 피로할 수 있다. 그래도 크게 걱정할 필요는 없다. 카페인을 끊었을 때 나타나는 금단 증상들은 대개 열흘 정도면 사라지기 때문이다. 열흘만 잘 버텨내면 그 뒤에는 더 건강한 몸을 유지해나갈 수 있음을 반드시 기억하자.

물론 모든 사람들이 카페인을 끊어야 하는 것은 아니다. 또 하루에 한 잔의 커피는 카페인 중독을 일으키지 않는다. 그런데 한 가지 주의할 것은 한 잔의 기준을 얼마로 두느냐이다. 머그컵에 든 진한 원두커피 한 잔은 일반 커피 한 잔보다 훨씬 많은 카페인을 가지고 있다. 그러므로 카페인 섭취의 기준을 종이컵 크기의 작은 잔으로 딱 한 잔만 마신다고 생각하면 된다.

넷째, 야식이 당겨도 라면 등 인스턴트식품은 피하자.

늦은 시간까지 야근을 하다보면 어쩔 수 없이 야식을 먹어야 할 때가 있다. 특히 라면과 같은 인스턴트식품을 밤늦게 먹고 잠자리에 드는 경우가 많다. 그러나 이 같은 인스턴트식품은 수많은 화학물질을 포함하고 있다. 화학물질은 우리 몸에 독소로 작용하기 쉽고, 더구나 밤늦게 먹는 야식은 숙면을 방해한다. 그러므로 야식을 꼭 먹어야 한다면, 되도록 과일이나 두유 같은 간단한 음식으로 허기만 살짝 달래는 정도로 먹기 바란다.

+ Tip   영양소 이해하기

- 영양소는 크게 거대영양소와 미세영양소로 나뉜다. 거대영양소는 지방, 탄수화물, 단백질과 같이 칼로리를 가지고 있다. 그러나 미세영양소는 비타민, 미네랄, 식물영양소(phytochemical)와 같이 칼로리를 가지고 있지 않다. 현대인들은 과도한 칼로리를 섭취하고 있지만, 필수적인 미세영양소는 부족하다는 사실을 기억하자.

- 우리 몸의 세포들이 정상적으로 기능하기 위해서는 복잡한 화학반응이 잘 돌아갈 수 있도록 도와주는 물질들이 필요하다. 그것이 바로 비타민, 미네랄과 같은 미세영양소이다.

- 현대인의 식단으로는 충분한 미세영양소를 공급받기 어렵다. 또한 스트레스에 의해 신체의 여러 미세영양소가 빨리 소실되기도 한다. 그러므로 질 좋은 영양보조제를 활용하는 것이 도움이 된다.

첫 단추가 잘못 꿰진 게 전부
내 잘못이라고?

"우 대리님! 어디 계세요? 팀장님이 찾으세요! 빨리 사무실로 오세요!"

정야심 과장과 함께 매장을 둘러보며 신제품 진열을 논의하던 우울한 대리에게 사무실에서 급한 호출이 떨어졌다.

"성실 씨, 무슨 일인데 그래요?"

"내일 공장 가동 시작하는데, 3-A 제품 용기가 아직까지 도착을 안 했대요."

"네? 지금 납품업체에 바로 확인해볼게요."

황급히 납품업체에 전화를 해보지만, 회사와 공장은 물론 거래 담당자, 영업부장, 사장 휴대전화까지 모조리 불통이다. 한참 만에 경리부 여사원의 휴대전화로 간신히 통화를 시도하니, 회사가 부도났다는 청천벽력 같은 소식이 들린다.

우 대리는 서둘러 회사로 향했다. 사무실로 들어가자마자 기다렸다는 듯이 한성질 팀장의 불호령과 함께 서류 뭉치가 얼굴로 휙 날아든다.

"지금까지 어디다 한눈 팔고 돌아다닌 거야? 공정에 차질 없이 하라고 그렇게 신신당부를 했는데도 이 모양이야? 용기 사출업체는 대체 언제부터 T사야? 누가 마음대로 바꾸래?"

"저, 팀장님… 그게… 지난번에 불량 샘플 나왔을 때 업체 바꾸라고 하셔서…."

"뭐? 지금 그걸 말이라고 해? 당장 사출업체부터 컨택해서 일정 맞춰!"

부랴부랴 다른 업체를 물색해 생산 의뢰하여 가동을 시작했지만, 제조 설비가 충분치 않은 영세업체라 안정적으로 납기일을 맞출 수 있을지 장담하기 어렵다. 전혀 예상치 못한 일로 생산 일정에 펑크가 나 당혹스럽기만 한 우 대리. 속이 타들어가는 이 와중에 설상가상으로 원료 수입처에서 도달한 수입 초도물량도 통관 절차에 문제가 생겨 인수를 못 하게 되었다.

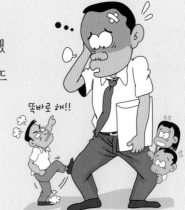

"어떤 놈이 일을 이따위로 처리했어? 1년간 공들인 탑을 한 방에 무너뜨린 놈이 누구야?"

화가 치밀 대로 치민 한 팀장 앞에 갑자기 나대기 과장이 끼어든다.

"우 대리! 그러게 내가 말했잖아! 애초에 믿을 만한 브랜드 하나 골라서 해외 직소싱으로 가자고! 제조 공정도 필요도 없고 좋잖아."

"제가 결정한 것도 아닌데, 왜 이제 와서…."

"어떻게 할지 빨리 대책을 세워 바로잡는 게 급선무인데, 우 대리는 지금 무슨 변명을 늘어놓고 있어?"

말리는 척 시늉하는 얄미운 시누이처럼, 나 과장은 한 팀장 앞에서 선수 치며 우 대리의 책임으로 돌리고 내뺀다.

우 대리는 대체 왜 자신이 담당하는 일마다 이런 불운이 닥치는 건지 원망스럽다. 윗선에 보고할 면목이 없다며 눈만 마주치면 신경질에, 폭언을 퍼붓는 한 팀장 때문에 사무실에서는 단 1분 1초도 마음 편할 새가 없다. 생산 계획을 새로 조정하고 협력업체와 충주 공장 등을 오가며 생산 일정 펑크를 막느라 백방으로 뛰어다니는 사이 우 대리는 밤잠을 설치는 날도 많아졌다.

몸은 피곤해 죽을 지경인데, 일 걱정 때문에 불면증까지 찾아왔다. 매일같이 담배 한 대로 마음을 진정시키고 맥주 한두 캔을 마셔야 자는 둥 마는 둥 눈이라도 잠깐 붙일 수 있다. 아침마다 기계적으로 눈은 떠지지만, 바닥으로 꺼질 듯한 몸을 일으켜세워 출근하는 게 여간 고역이 아니다. 입사 이래 최대의 위기를 만난 듯하다. 우 대리는 차라리 출근길에 교통사고라도 나서 병원에 몇 달 드러누워 있으면 좋겠다는 마음까지 든다.

03

잠을 위협하는 스트레스

잠을 잘 자야 건강하다

오늘 아침 눈뜰 때 기분이 어땠는가. 푹 자서 개운했는가. 아니면 잠을 자도 잔 것 같지 않게 몸이 찌뿌듯하고 피로했는가. 실제 진료 현장에서 만난 환자들의 이야기를 들어보면, 많이 잔 것 같은데도 아침에 일어날 때 피로가 풀리지 않은 것 같다는 느낌을 받는다고 한다.

우리는 눈뜨고 깨어 있는 낮 시간 동안 뇌신경에 독소가 쌓이고 있다는 사실을 잘 모르고 있다. 이러한 독소들은 수면에 의해서 제거된다. 그리고 육체뿐 아니라 정신적인 피로도 풀리게 된다. 즉 수면이란 우리 몸과 마음의 에너지를 보존해주는 가장 필수적인 요소인 것이다. 뿐만 아니라 수면 중에는 인체에 꼭 필요한 주요 호르몬이 분비되기도 하고, 또 기억력을 유지시키기도 한다. 즉 뇌에 들어왔던 정보들을 적절하게 분류하고 보존하는 것이다.

만일 사람이 오랫동안 잠을 자지 않으면 어떻게 될까? 잠이 인체에 미치는 영향에 대한 연구들을 살펴보면, 잠을 자지 않으면 인체는 술 취한 상태처럼 집중력이 떨어져 실수를 반복하거나 사고를 일으키기 쉽고, 면역체계의 이상과 감염증으로 결국 사망에 이른다고 한다.

인간의 생존과 뇌의 기억작용에 없어서는 안 되는 것이 바로 잠이다. 우리는 인생의 3분의 1을 잠을 자면서 보낸다. 그런데도 바쁘다는 핑계로 잠의 중요성에 대해서는 간과해왔다. 단순히 졸리면 눈감고 잠을 청하는 게 이제까지 우리가 알던 잠이었다면, 이제는 스트레스를 다스리기 위한 효과적인 수면에 대해 관심 있게 살펴봐야 할 때다.

아침형 인간 VS 저녁형 인간, 내 몸의 생체시계는?

사람은 누구나 깨어 있는 시간이 길어질수록 잠을 자고 싶은 욕구를 느끼기 마련이다. 수면 욕구는 자동으로 조절되기 때문에 잠을 덜 자면 수면 욕구는 늘어나고, 오래 자면 줄어든다. 그러나 수면 욕구 이외에 우리의 잠을 조절하는 것이 하나 더 있다. 바로 낮과 밤을 구분해주는 '생체시계'다. 누구나 갖고 있는 이 생체시계는 생활리듬을 통제하여 수면을 조절한다.

미국의 의사이자 수면 분야의 세계적인 전문가인 매튜 에들런드Matthew Edlund 박사는 자신의 저서를 통해 '아침형 인간인지, 저녁형 인간인지 스스로 확인할 수 있는 생체시간 테스트'를 소개하고 있다. 다음의 테스트를 해보자.

나는 아침형 인간인가, 저녁형 인간인가?

1. 현재 당신이 휴가를 즐기고 있다고 생각해보십시오. 아무런 책임도 없고 걱정도 없으며, 필요한 만큼 충분한 돈을 가지고 있어 원하는 것은 무엇이든 할 수 있다고 가정한다면, 언제 잠자리에 들고 싶습니까?

① 밤 8시~9시 ·······································6점

② 밤 9시~10시 ·····································5점

③ 밤 10시~11시 ···································4점

④ 밤 11시~자정 ···································3점

⑤ 자정~새벽 1시 ·································2점

⑥ 새벽 1시~2시 30분 ·························1점

⑦ 새벽 2시 30분 이후 ·······················0점

2. 마찬가지로 당신이 즐겁고 기한 없는 휴가를 즐기는 중이라면, 몇 시에 일어나고 싶습니까?

 ① 오전 6시 이전 6점

 ② 오전 6시~7시 5점

 ③ 오전 7시~8시 4점

 ④ 오전 8시~9시 3점

 ⑤ 오전 9시~10시 30분...2점

 ⑥ 오전 10시 30분~정오 1점

 ⑦ 정오 이후...0점

3. 당신은 여전히 휴가 중이지만, 조금씩 무료함을 느끼게 됩니다. 그래서 당신이 경험해본 분야 중 정말 좋아할 만한 일을 골라 자원봉사를 시작하려 합니다. 무리하지 않고 가볍게 하루 2시간 정도 일해보고자 한다면, 어느 시간대에 하고 싶습니까?

 ① 오전 5시~7시 6점

 ② 오전 7시~9시 5점

 ③ 오전 9시~오후 1시 4점

 ④ 오후 1시~7시 3점

 ⑤ 오후 7시~밤 11시 2점

 ⑥ 밤 11시~새벽 1시 1점

 ⑦ 새벽 1시~5시 0점

4. 당신은 휴가를 통해 편안한 휴식과 자유로움을 얻고 있습니다. 몸의 컨디션도 최상입니다. 이때 당신 자신을 어떻게 표현하고 싶습니까?

① 분명히 아침형 인간이다 6점

② 아마 아침형 인간일 것이다 4점

③ 아침형과 저녁형 인간의 사이다 2점

④ 분명히 저녁형 인간이다 0점

※ 위의 점수를 모두 더하세요. _____ 점

점수 해석

- 16~24점 : 아침형 인간
- 0~8점 : 저녁형 인간
- 9~15점 : 아침형과 저녁형 인간의 사이에 속함 - 중간형

이 테스트를 통해 여러분은 이제 자신이 어느 유형에 속하는지 알게 되었을 것이다. 통계적으로 아침형 인간은 인류의 약 10퍼센트에 불과하고 저녁형 인간은 20퍼센트, 나머지 70퍼센트는 아침형 인간도, 저녁형 인간도 아닌 중간형에 속한다. 이러한 차이는 타고난 것이다. 그러니 저녁형 인간으로 태어난 사람이 아침형 인간으로 바뀌고자 아무리 애를 써도 어려울 수밖에 없다. 무엇보다 자신의 상태를 정확하게 파악한 다음 어느 시간대에 일을 하고, 잠을 자는 것이 가장 능률적인가를 따져볼 필요가 있다.

아인슈타인은 10시간, 빌 게이츠는 3~4시간, 그럼 나는 몇시간?

사람은 하루에 얼마나 자야 할까?

결론부터 말하면 정답은 없다. 하루 종일 졸리지 않은 상태로 정상적인 활동을 할 수 있을 정도면 충분한데, 평균 7~8시간 정도라고 보면 된다. 물론 사람마다 개인차가 크기 때문에 어떤 사람은 8시간을 자도 피로감을 호소하고, 또 어떤 사람은 5시간만 자고 일어나도 개운함을 느낀다.

잠이 많든 적든, 중요한 것은 정상적인 수면 패턴으로 충분히 자는 것이다. 그럼, 정상적인 수면 패턴에 대해 자세히 살펴보자.

보통 수면은 크게 '렘수면REM sleep'과 '비렘수면non-REM sleep'으로 나뉜다. 렘수면이란 눈동자가 빨리 움직이는 안구운동rapid eye movement 수면 상태로, 빠른 안구운동의 약자를 따서 'REM'이라고 부른다. 렘수면은 주로 꿈을 꾸는 단계로서 정서적인 회복과 관련이 많은데, 전체 수면의 약 4분의 1을 차지한다. 나머지 4분의 3에 해당되는 수면이 비렘수면으로, 근육과 골격에 쌓인 피로를 회복시키는 역할을 한다. 비렘수면은 다시 수면의 깊이에 따라 얕은 단계인 1단계부터 깊은 단계인 4단계까지 나뉜다. 피로 회복에 꼭 필요한 질 높은 수면을 위해서는 깊은 단계의 수면까지 다다라야 하는 건 두말할 필요도 없다.

인간은 잠이 든 후 비렘수면 4단계와 렘수면의 순환을 반복하면서 수면을 취하게 된다. 비렘수면과 렘수면이 한 번 회전하는 주기는 약 90분으로, 하룻밤에 약 5번의 주기를 거친다.

그런데 이 같은 정상 수면 주기를 방해받을 경우 잠자고 난 뒤에도 심한 피로를 느끼게 되는데, 그 대표적인 경우가 수면 무호흡증이다. 수면 무호흡증은 잠잘 때 공기가 좁아진 기도를 통과하면서 주위 기관을 울려 코를 골게 하고, 기도 벽을 서로 달라붙게 만들어 일시적으로 숨을 멎게 한다.

만일 여러분의 가족 중에 수면 무호흡증 환자가 있다면, 잠잘 때 코를 심하게 골다가 갑자기 호흡을 멈추며 조용해지고, 다시 숨을 크게 내쉬면서 잠을 깨기를 수도 없이 반복할 것이다. 그러나 잠을 깨는 시간이 너무 짧아 본인은 밤중에 깼다는 사실조차 기억하지 못한다.

이런 상태라면 아침에 일어나도 잠을 잔 것 같지 않고 몸이 축 처지면서 피곤함이 몰려든다. 혹시 여러분이 또는 여러분의 가족이 수면 무호흡증의 가능성이 있는지 확인하고 싶다면, 잠을 잘 때 코를 심하게 고는지 살펴보기 바란다. 만일 심한 코골이와 함께 호흡을 멈추는 증상을 발견했다면 전문의를 찾아가 진료를 받아야 한다.

낮잠은 약일까, 독일까?

바쁜 현대인들은 부족한 잠 때문에 늘 낮잠의 유혹에 시달린다. 대개 아침에 일어나서 8시간 정도가 지나면 졸음이 쏟아지는데, 이때는 모든 일의 능률이 떨어진다. 그래서 이 시간대에 많은 사람들이 낮잠을 자고 싶어한다.

하지만 낮잠이 모든 사람에게 꼭 필요한 것은 아니다. 낮잠을 자고 나서 정신이 개운하다면, 또 낮잠이 밤잠에 영향을 주지 않는다면 낮잠을 자도 좋다. 하지만 머리가 아프거나 밤에 잘 때 지장을 받는다면 낮잠을 자지 않는 것이 더 좋다.

낮잠은 수면 부족을 해소하기 위한 목적이 아니다. 수면 부족을 해소하려면 최소한 한 회 이상의 수면 주기를 거쳐야 하는데, 이를 위해서는 적어도 90분에서 2시간가량이 필요하다. 그렇게 되면 낮잠은 오히려 수면의 리듬을 깨뜨려 안 좋은 영향을 미친다. 물론 미국 캘리포니아대학의 매튜 워커Mattew Walker 교수 연구팀은 100분 정도의 긴 낮잠이 기억력을 좋게 하고 학습 능력을 증가시킨다는 연구 결과를 발표하기도 하였다. 그렇더라도 긴 낮잠은 밤잠에 영향을 미칠 수밖에 없고, 학교나 직장에 다니는 사람은 낮잠을 잘 수 없는 상태이기 때문에 매튜 교수의 연구 결과를 그대로 적용하기는 어렵다.

따라서 긴 낮잠이 아닌 짧은 낮잠을 자는 것이 좋은데, 보통 15~30분

정도가 적당하다. 짧은 낮잠은 얕은 수면 단계에 머물기 때문에 부족한 잠을 보충하는 게 아니라, 깨어 있는 동안 쌓인 두뇌의 피로를 씻어주는 역할을 하게 된다. 낮잠을 자고 난 뒤에 두뇌 활동이 증가되고 학습 능률이 오르는 것도 이 때문이다. 실제로 일본 후생노동성 산하 산업의학종합연구소에 따르면, 낮잠을 15분가량 잔 사람들이 45분가량 잔 사람들보다 두뇌 회전율이 훨씬 더 좋았다고 한다.

그런데 소리나 빛에 민감한 사람들은 졸음이 와서 낮잠을 자려 해도 쉽게 잠들 수 없다고 하소연한다. 그렇다고 크게 걱정할 필요는 없다. 실제로 잠이 들지 않더라도 눈감고 잠을 청하는 행위만으로도 피로가 회복되기 때문이다. 따라서 반드시 잠을 자야겠다는 생각보다는 편안하게 휴식을 취한다는 마음으로 15~30분가량 눈을 감고 쉴 것을 권한다.

한편, 낮잠을 자고 싶어도 편하게 잘 수 있는 장소가 마땅치 않은 게 우리의 현실이다. 그러다보니 의자에 앉아서 자는 경우가 많은데, 잘못된 자세로 잠을 자는 것은 오히려 몸에 무리를 가져올 수 있다. 특히 팔을 베개 삼아 책상에 엎드려 자거나 손으로 턱을 괴고 자는 자세, 의자에 앉아서 목을 뒤로 젖힌 채 자는 자세는 척추나 관절에 지속적으로 비정상적인 압박을 가하게 되므로 근육통과 급성 요통을 일으킬 수 있다. 이 경우 낮잠을 잔 뒤에도 개운함보다는 통증으로 고통받을 수 있다.

따라서 짧은 낮잠을 자더라도 바닥에 똑바로 누워서 자는 것이 가장 좋지만, 여건상 어렵다면 최대한 자세에 주의해서 잠을 청해야 한다. 가령 책상에 엎드려 잘 때에는 팔을 베는 것보다 쿠션이나 책을 쌓아서 얼굴을 받치면 허리에 가해지는 부담을 줄일 수 있어서 좋다. 또 몸을 뒤로 젖히는 의자에 앉아서 잘 때에는 엉덩이를 의자 깊숙이 바짝 붙이고 목 베개를 받쳐주면 좋다.

낮잠을 자고 난 뒤에는 반드시 근육을 풀어주는 스트레칭을 해야 한다. 목과 어깨를 돌리거나 허리를 앞뒤로 굽히거나 젖히는 동작들은 근육을 이완시키는 데 큰 도움이 된다.

낮잠은 사막의 오아시스와도 같다. 낮잠을 잘만 활용한다면 피로감으로 탁해진 정신을 오후 내내 상쾌하게 만들 수도 있다. 이것만으로도 자기만의 낮잠 방법에 대해 연구해볼 이유는 충분하다. 더불어 편안한 낮잠에 필요한 쿠션이나 목베개, 가벼운 담요나 매트 따위의 소품들을 사무실에 비치해두는 것도 자기 자신의 건강을 지키는 센스가 아닐까?

잠 못 이루는 밤, 당신의 숙면을 방해하는 것은?

잠을 자고 일어나도 아침이 힘든 경우가 많다. 숙면이라 부를 정도로 깊은 단잠을 자지 못했기 때문인데, 숙면을 취하려면 앞서 설명했던 수면 주기가 최소한 3번 이상 회전되어야 한다. 즉 한 주기가 90분가량이므로 최소한 4시간 30분에서 6시간 이상 잠을 자서 수면 주기가 3번 정도 회전되도록 하고, 동시에 렘수면시간도 전체 수면시간의 약 4분의 1 정도가 되도록 해야 한다. 그래야만 아침에 일어났을 때 푹 자고 일어난 듯 개운하고 상쾌한 느낌을 받을 수 있다. 다시 말해, 수면 주기가 적절하게 유지 또는 조절되지 않는다면 아무리 잠을 잤다고 해도 피로할 수밖에 없다.

그런데 수면 주기 조절은 마음대로 되는 것이 아니다. 소음이나 밝은 빛 또는 너무 덥거나 추운 날씨 등의 외부 환경적 요인도 수면을 방해하지만, 감정 상태에 따른 심리적 요인도 수면 주기에 큰 영향을 미친다.

흔히 자는 동안 꿈을 많이 꾸면 잠을 설친 것 같은 기분이 든다. 반대로 꿈을 꾸지 않으면 밤새 푹 잤다는 안도감이 든다. 사실 우리는 매일 꿈을 꾼다. 그것도 하룻밤에 여러 번의 꿈을 꾼다.

꿈은 주로 렘수면 시기에 일어난다. 그리고 우리는 많은 꿈을 꾸더라도 대부분 기억하지 못한 채 일부만 기억한다. 때문에 우리가 흔히 말하는 꿈은 '기억하는 꿈', 다시 말해 꿈의 '한 조각'에 불과하다. 이따금 잠에서 깨어난 뒤 무슨 꿈을 꿨는지, 내용이 자세하게 기억날 때가 있다. 이때 왠지 잠을 설친 것처럼 피곤함을 느끼게 되는데, 그 이유는 '기억하는 꿈'을 꾸는 동안 정신 활동이 많아져서 피로 회복에 방해를 받았기 때문이다.

그렇다면 아침에 일어났을 때 어떤 꿈은 기억하지 못하고, 어떤 꿈은 기억나는 것일까? 그것은 잠자리에 들 때의 심리적 안정 상태와 연관이 깊다. 편안한 심리 상태로 잠이 들면 렘수면 중에 많은 꿈을 꾸더라도 기억을 하지 못하는 경우가 많다. 그러나 심리적으로 불안정하거나 현실의 스트레스가 많은 상황에서는 감정 작용이 동반해 기억에 남는 꿈을 많이 꾸게 되고, 결과적으로 피로 회복에 방해를 받게 된다. 때문에 스트레스를 잘 다스리고 심리적 안정을 취한다면, 짧은 시간에 효율적으로 숙면을 취할 수 있다.

보약과 같은 잠,
어떻게 자야 하는가?

흔히들 '잠이 보약'이라고 말한다. 앞에서 보았듯이 잠은 우리 몸에 쌓인 피로를 풀어주고, 기억력을 높여주며, 모든 호르몬을 조절해주는 필수적인 역할을 하기 때문에 '보약'에 비유하는 것이다. 그렇다면 우리 몸에 '보약'이 되는 잠을 잘 자기 위해서는 어떻게 해야 할까? 꼭 필요한 것은 무엇일까?

보통 숙면을 취하려면 인위적으로 근육을 이완시키는 것이 좋다. 가장 좋은 방법이 반신욕이다. 따뜻한 물에 몸을 반쯤 담근 채 심호흡을 하면서 몸을 편안히 하는 것은 여러 가지 면에서 이롭다. 신체의 근육을 이완시킬 뿐 아니라 심리적인 안정에도 큰 도움이 된다. 그렇다고 반신욕을 너무 오래할 필요는 없다. 땀이 나기 시작하면 약 3분 뒤에 끝내면 된다.

그 정도만 땀을 흘려도 반신욕 후에 온몸이 이완되면서 깊은 잠을 이룰 수 있다. 여건상 반신욕이 어렵다면, 가볍게 족욕을 해도 좋다. 또 스트레칭을 통해 온몸의 근육을 풀어주는 것도 아주 좋은 방법이다.

깊이 잠들기 위한 또 다른 방법은 '규칙적인 수면시간'을 지키는 것이다. 실제로 매일 같은 시간에 잠자리에 들면 우리 몸이 일정한 수면 패턴에 길들여져 숙면을 취하기에 효과적인 환경을 만든다. 물론 개인마다 생체시계가 다르기 때문에 차이가 날 수는 있지만, 대부분 새벽 2~4시경에 체온이 떨어지고 맥박이 느려지면서 숙면을 취할 수 있는 조건이 형성된다.

따라서 가급적 새벽 2시 이전에 잠자리에 들어 2~4시경에 숙면을 취할 수 있도록 수면 습관을 들이는 게 좋다. 또한 하룻밤 동안 수면 주기가 3회 이상 회전할 수 있도록 수면시간을 조절해야 하는데, 최소 4시간 30분~6시간 이상은 잘 수 있는 여건이 마련되어야 한다.

또 다른 방법으로 중요한 것이 바로 '수면 전 루틴 routine'이다. '수면 전 루틴'이란 잠들기 전에 행하는 일련의 규칙적인 행동들을 일컫는데, 잠들기 전에 몸과 정신에 신호를 보내 이제 곧 잠들 것임을 알려 숙면을 유도하는 방법이다.

운동종목 중 가장 섬세한 감각을 요구하는 골프의 경우, 선수들이 연습을 통해 몸을 단련시키는 것도 중요하지만, 그에 못지않게 심리적 안정과 자신감을 얻는 것도 매우 중요하다고 한다. 골프의 예민한 성질 탓에 아무리 숙달된 프로선수라도 실수를 하는 경우가 많다. 그래서 골프선수들은 공을 치기 전에 항상 똑같은 과정을 반복하며 연습하는데, 이것을 '프리샷 루틴 preshot routine'이라고 부른다. 즉 샷을 날리기 전에 먼저 목표지점을 향해 가볍게 빈 스윙을 하면서 정신을 집중시킨 후 공으로 다가가 자신만의 일정한 몸동작으로 공을 치는 스윙의 과정을 뜻한다.

골프선수들은 저마다 자신만의 '프리샷 루틴'을 가지고 있다. 이것은 일종의 조건반사로써 우리 뇌가 똑같은 신체 자세와 마음 상태를 유지하게끔 함으로써 공을 칠 때 실수를 줄여준다. 연습 때부터 모든 과정을 똑같이 반복하면서 고정시켜온 행동들이기 때문에 유명 골프선수들의 '프리샷 루틴' 시간을 재보면 1초의 오차도 없이 똑같아 놀라움을 자아낼 정도라고 한다.

'프리샷 루틴'과 같은 역할을 하는 게 바로 '수면 전 루틴'이다. 매일 밤 잠자기 직전에 짧게는 5분, 길게는 30분 동안 수면을 준비하며 자신만의 일정한 행동을 반복하다보면, 뇌에서 조건반사가 일어나 신체적·정신적으로 숙면에 돌입할 수 있도록 도움을 준다.

그렇다면 '수면 전 루틴'으로는 어떤 행동이 적합할까? 자신의 신체와 마음을 이완시키고 안정을 줄 수 있는 자기 자신만의 행동이면 족하다. 예컨대, 기도한 후 양치질을 하고 로션을 바르며 거울을 본다. 그리고 거울에 비친 자신의 눈을 들여다보면서 내일도 활기찬 하루를 보내자고 다짐하며 미소를 짓는다. 이 행동을 매일 규칙적으로 반복하면 자신만의

'수면 전 루틴'이 되는 것이다.

　스트레칭과 심호흡도 좋고, 음악을 들으며 명상을 하는 것도 좋으며, 마음을 편안하게 해주는 시나 수필을 읽으면서 하루를 마무리하는 것도 한 방법이다. 여건만 된다면 반신욕을 '수면 전 루틴'에 포함시키는 것도 좋다. 숙면을 위해서는 이제부터 자신만의 '수면 전 루틴'을 만들어 매일같이 실천해보기 바란다. 설령 바쁘고 피곤해서 5분이라도 일찍 잠자리에 들고 싶은 날이라도 '수면 전 루틴'을 걸러서는 안 된다.

　이렇게 숙면을 위한 방법들이 다양하게 있지만, 추가로 또 한 번 짚고 넘어가야 할 것이 있다. 그것은 신체의 호르몬을 조절하는 방법이다. 매일 아침 또는 낮 시간대에 30분 이상 햇볕이나 밝은 빛을 쬐는 것도 숙면에 큰 도움이 된다. 이렇게 밝은 빛을 쬐고 나면 밤 시간에 잠을 잘 자게 해주는 호르몬인 '멜라토닌'이 잘 분비되기 때문이다.

　또한 카페인과 같이 정신을 각성시켜주는 물질은 오전에만 섭취하는 것이 좋다. 우리 몸에서 카페인이 완전히 없어지기까지는 오랜 시간이 걸리므로 오후에 먹는 카페인은 밤늦은 시간까지도 영향을 미칠 수 있어 숙면에 방해가 된다.

　더불어, 잠자리에 들기 최소 3시간 전에 식사를 모두 마치는 게 좋은데, 음식물이 충분히 소화된 후에 자야 깊이 잠들 수 있다. 또 잠이 오지 않는다고 술을 마시는 경우가 많은데, 술은 숙면을 저해하는 물질이다. 술을 마시면 쉽게 잠드는 것 같지만, 깊은 잠을 이루는 데는 큰 방해가 되므로 피하는 것이 좋다.

이렇게 여러 가지 방법들을 통해 몸과 마음이 준비된 상태에서 잠드는 것이 숙면을 취하는 효과적인 길임을 명심하기 바란다.

➕ Tip   숙면에 도움이 되는 방법

- 반신욕, 스트레칭 등을 통해 근육을 이완시키자.
- 규칙적인 수면시간을 지켜서 수면 패턴을 유지하자.
- 나만의 '수면 전 루틴'을 만들어서 활용하자.
- 아침 또는 낮 시간대에 햇볕을 쬐면서 멜라토닌을 활성화시키자.
- 카페인, 알코올 등 숙면을 방해하는 음식을 피하자.

마음에서 답을 얻다

01 몸과 마음은 하나

02 내 마음 들여다보기

03 스트레스 해소를 위한 마음 근육 키우기

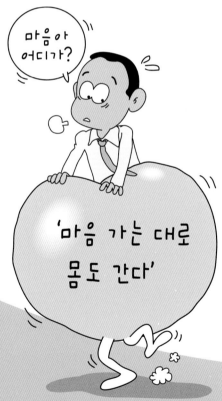

chapter 03

고래 싸움에 새우 등 터진 꼴이라니…

드디어 시제품이 나오는 날이다.

수백 번의 세제 성분배합 실험과 열댓 가지의 화장품 시제품 개발을
거쳐 손에 쥔 땀의 결실이다. 그동안 화장품 원료수입 통관 문제를 비롯
해 시제품 생산에 이르기까지 많은 우여곡절이 있었다. 우 대리는 이제
까지의 노력이 헛되지 않으려면 정신을 바짝 차리자고 다짐한다.

"팀장님, 아침 일찍 충주 공장에서 시제품 출하했다고 합니다. 오전 중
에 도착할 것 같습니다."

"그래, 샘플 도착하면 바로 테스트 들어가고, 경쟁사 유사제품들 품질
비교해봐!"

"네. 받는 즉시 안전성 검사기관으로 보내겠습니다."

"홍보마케팅팀은 언제 움직이기로 했나?"

"오후 2시부터 아기 엄마 200명 대상으로 목동 매장 체험공간에서
베이비 샴푸와 물티슈 테스트에 들어가고, 4시부터는 노원 매장 체험공

간에서 화장품, 바디용품 소비자 테스트하고 설문조사 진행하기로 했습니다."

"아니, 꼭 현장에서 그 요란을 떨고 테스트 마케팅을 해야 돼? 난 그게 영 마음에 안 든단 말이야. 탁 팀장 실적 내려고 안달이 났어, 아주…."

"그래도 소비자들 반응을 현장에서 바로 확인할 수도 있어서 좋을 듯한데…."

"너 홍보팀 스파이냐? 이러다 경쟁사한테 우리 프로젝트 노출되는 건 시간문제야!"

우 대리는 잠잠하던 폭탄을 괜히 건드린 듯해서 얼른 입 다물고 사라진다.

시제품이 도착하자 우 대리는 샘플을 안전성 검사기관으로 보내고, 점심도 거른 채 곧바로 목동 매장으로 향했다.

우 대리가 도착한 뒤 두어 시간이 지나 경영기획팀 직원들도 도착했다. 체험용 샘플과 소품 등의 진열 상태를 둘러보던 한 팀장은 뭔가 불만족스런 기색을 보이며 트집을 잡기 시작한다.

"아니, 우 대리! 동선을 왼쪽에서 오른쪽으로 가도록 진열시키고, 세면대를 중앙에 놨어야지! 아우, 이 인형들은 왜 이렇게 난잡하게 늘어놨어? 정신 사납게."

"구조는… 지난번 미리 검토하셨던 거대로… 세팅한 건데…."

"저쪽에 타월이나 더 갖다놔! 매장 구성한 게 몇 년인데, 아직도 감각이 이거밖에 안 돼? 노원 쪽도 이따위면 가만 안 둔다. 아, 근데 홍보팀은 왜 안 와? 어디쯤인지 전화해봐!"

매장 안 특별행사장 공간을 쇼룸으로 꾸며 샘플 체험장을 만들자는 것은 사실 홍보마케팅팀의 아이디어였다. 브랜드 기획 단계에서 예측한 전략과 제품 출시 이후 전략에 차이가 있을 테고, 또 소비자로 하여금 제품을 체험하게 해 우수성을 입소문으로 전파하는 효과까지 염두에 둔 아이디어였다.

하지만 브랜드 마케팅을 위한 본부 회의에서 제안한 탁 팀장의 아이디어는 한 팀장에게는 마치 프로젝트의 주도권을 빼앗기는 듯한 불쾌감을 들게 했다. 한 팀장은 될 수 있는 한 끝까지 반박해서 무산시키려 했지만, 안타깝게도 김 상무는 탁 팀장의 아이디어를 적극 수용하라고 지시했다.

울며 겨자 먹는 심정으로 협업 아닌 협업을 하는 경영기획팀과 홍보마케팅팀, 마치 고래 싸움에 새우 등 터지는 격이랄까? 양 팀장의 신경전 속에 직원들만 눈치를 보고 있다. 상황이 이렇다보니, 아기용품 체험장에 맞게 아기자기하게 꾸미고 싶었던 우 대리만 괜히 혼쭐이 났다. 한 팀장이 날려 보낸 짜증의 화살이 죄도 없는 우 대리에게 박힌 것이다.

"우 대리, 그동안 뛰어다닌 보람이 있네요. 이제 좀 있으면 진열대에 떡하니 진열돼 있겠어요. 애썼어요!"

타월을 정리하던 우 대리 뒤로 탁 팀장이 와서 격려의 말을 건넸다.

"아닙니다. 팀장님께서 도와주신 덕분에 여기까지 왔습니다. 감사합니다."

"우 대리가 열심히 한 거죠. 혹시 지난번에 빌려준 책은 도움이 많이 됐나요?"

"네? 책이요? 아, 아직… 죄송합니다. 빨리 읽고 돌려드리겠습니다."

"아니에요. 그런 뜻이 아니라, 열심히 일하는 것도 좋지만 자기관리나 스트레스 관리도 아주 중요하기 때문에, 우 대리가 그런 부분에 신경을 써야 될 것 같아서요."

"우 대리, 지금 노닥거리고 있을 때야? 넌 인마, 조금 있다 노원 쪽으로 출발해야 할 거 아냐?"

어느 샌가 한 팀장이 와서 우 대리를 따가운 눈초리로 노려보고 있다. 탁 팀장과 친근하게 얘기하는 모습이 한 팀장의 성미를 또다시 건든 셈이다.

"네. 지금 바로 갑니다."

우 대리는 출발 전에 매장운영 총괄매니저를 찾아가 다시 한 번 샘플 테스트 행사를 부탁한다.

"최 과장님, 오늘 끝날 때까지만 잘 좀 부탁드립니다."

"우 대리, 우리도 상품 진열하고 검품하느라 인력이 모자라요. 자꾸 우리 직원들 시키기도 곤란해. 샘플 정리는 아까 우리 직원들이 했으니까, 이따 끝나고 뒷마무리는 본부에서 챙겨요."

"에이, 과장님! 저희야 행사가 동시다발로 있으니까 한 군데에만 있을 수가 없지 않습니까? 잘 아시면서… 제가 끝나고 소주 한 잔 살게요."

"이번에는 그렇다 치지만, 다음번에는 제발 다른 매장에서 좀 해요."

원래 입고 품목도 아닌 데다가 체험 행사니 뭐니 해서 공간 차지하는 것도 성가신데, 본부에서는 걸핏하면 매장 직원들한테 이것저것 떠밀어 총괄매니저로서는 이런 기획행사가 달갑지 않다.

사정, 사정해가며 총괄매니저를 달래고 노원 매장으로 향하는 우 대리. 허기가 느껴져서 가만히 생각해보니 아침, 점심도 못 먹고 정신없이 돌아다녔다. 지하 주차장으로 가는 길에 식품 코너에서 어묵 한 꼬치를 허겁지겁 베어 문 우 대리는 삼킬 시간도 아까워 입 안에서 오물거리며 엘리베이터를 탄다. 그런데 하필 그 엘리베이터에 한 팀장이 타고 있는 게 아닌가!

"야, 지금 목구멍에 밥이 넘어가? 아직 출발도 안 하고 숨어서 뭘 처먹고 있어?"

너무 놀란 나머지 우 대리는 순간 명치 끝에 어묵이 턱 걸리고, 설움에 눈시울마저 뜨거워지는 것을 느낀다. 들키지 않으려 이를 악물고 정면만 뚫어지게 쳐다보던 우 대리는 엘리베이터 안에서의 시간이 마치 지구 한 바퀴를 도는 것처럼 더디고 답답해 미칠 지경이다.

긴장 속에서 고된 하루를 보내고 집에 돌아오니 새벽 1시다. 우 대리는 집에 오니 긴장이 탁 풀리면서 몸을 움직일 수가 없다. 갑자기 위경련이 일어나는 듯 복통이 밀려온다. 이마에 흐른 식은땀을 훔치며 앞머리를 쓸어 넘기니 머리카락도 우수수 떨어진다.

'이럴 수가! 아직 장가도 못 갔는데…. 아, 미치겠네!'

복통으로 배를 움켜쥐면서도 탈모가 더 걱정스러운 우 대리는 점점 말을 듣지 않는 자신의 몸 때문에 더 큰 고민이 생긴다.

01

몸과 마음은 하나

마음과 몸의 연결
(Mind-Body Connection)

스트레스성 만성피로에 시달리던 환자들은 스트레스에서 벗어난 후 이구동성으로 말한다.

"마음이 편안해지니까, 몸 컨디션도 아주 좋아졌어요."

우리 몸의 균형과 건강을 유지해나가는 데 심리적 안정이 얼마나 중요한지를 새삼 느끼게 하는 말이다. 때론 정반대로 몸이 힘들어 스트레스를 받는다고 말하기도 한다.

"저는 원래 심리적 스트레스는 별로 안 받는 성격이거든요. 그런데 몸이 너무 피로하고 힘들어지니까 그것 때문에 스트레스를 받는 거예요. 몸만 좋아지면 모든 게 좋아질 것 같아요."

과연 몸 때문에 마음이 힘들어지는 것일까? 아니면 마음의 스트레스 때문에 몸이 힘들어지는 것일까? 한마디로 답은 없다. 마치 닭이 먼저냐, 달걀이 먼저냐를 묻는 질문과 마찬가지다. 다만, 분명한 것은 몸과 마음은 서로 긴밀하게 연결돼 있다는 점이다. 그래서 몸이 마음에 영향을 주고, 또 마음이 몸에 영향을 주는 것이다. 어느 것이 먼저인지는 모르지만, 하나가 나빠지면 서로 영향을 주고받으면서 결국 남은 하나도 나빠진다. 스트레스가 몸과 마음 모두를 망치는 것이다.

그렇기 때문에 오랫동안 스트레스를 받아온 환자들을 치료할 때에는 몸의 세포 기능을 살리는 신체적 치료와 동시에 심리적 치료를 병행해야 한다. 가끔은 고도의 심리 기법이 필요할 때도 있다.

스트레스로부터 우리 몸을 회복시키기 위한 과정은 앞에서 충분히 살펴보았으니, 이제부터는 우리의 몸과 하나로 이어진 마음에 대해 알아보고 심리적 안정을 유지하는 열쇠들을 찾아보기로 하자.

마음의 작용을 설명하는 이론,
정신-신경-면역학

1975년, 미국 로체스터대학의 로버트 애더^{Robert Ader} 교수는 신경계와 면역력이 연관돼 있음을 증명하는 실험을 하였다. '파블로프의 조건반사' 실험처럼 쥐를 대상으로 유사한 실험을 한 것이다.

애더 교수는 먼저 쥐에게 사카린(인공감미료, 면역과 무관한 물질)을 섞은 물을 먹이면서 동시에 면역력을 떨어뜨리는 약물을 주입하였다. 그리고 일정 시간이 지난 뒤에 쥐들을 검사해서 면역력이 떨어진 상태를 확인하였다. 며칠 뒤 쥐들의 면역력이 점차 정상적으로 회복될 때까지 기다렸다가 다시 면역력을 떨어뜨리는 약물을 주입하면서 동시에 사카린을 섞은 물을 먹였다. 그리고 또 면역력이 회복될 때까지 기다렸다. 이런 식으로 계속 면역력이 떨어지는 조건반사를 만들어놓자, 나중에는 약물 주입 없이 사카린을 섞은 물만 먹여도 면역력이 현저히 감소한다는 사실을 확인하였다. 면역력도 신경계와 같이 조건반사를 통해서 작동한다는 사실을 보여주는 실험이었다.

필자는 1991년 이후 의사생활을 하면서 의과대학에서 배우지 못했던

파블로프의 조건반사 : 러시아의 생물학자인 이반 파블로프(Ivan Petrovich Pavlov)가 개에게 종을 치면서 음식을 주었더니 나중에는 개가 종소리만 들어도 침을 흘린다는 실험

새로운 것들을 폭 넓게 접할 수 있게 되었는데, 그중에서도 가장 인상적이었던 부분은 인간의 '면역'이었다.

많은 질병들이 면역력의 상태에 따라 발병할 수도 있고, 예방될 수도 있다. 다시 말해 면역력이 좋은 상태에서는 인체에 든든한 방어막이 형성되어 많은 질병을 예방할 수 있는 반면, 면역력이 약해지면 세균이나 바이러스에 취약해져 여러 가지 질병에 걸릴 위험이 높아진다는 것이다.

평상시 우리는 수많은 바이러스 및 세균들과 접촉하면서 살아간다. 그런데 어떤 사람은 그로 인해 병에 걸리지만, 어떤 사람에게는 전혀 문제가 되지 않는다. 바로 면역력의 차이 때문이다. 똑같이 감기에 걸린 사람과 함께 있었어도 면역력에 따라 감기가 옮는 사람도 있고, 전혀 문제 없는 사람도 있다.

진료실에서 만난 스트레스 질환 환자들을 보면, 면역력이 약해진 상태로 찾아오는 경우가 많다. 입술 주위에 생기는 물집은 그 사람의 면역력을 말해주는 대표적인 질환이다. 대부분의 사람들은 입술 주위의 물집 때문에 고생을 해본 경험이 한두 번쯤 있을 것이다. 이 물집은 '헤르페스'라는 바이러스에 의해서 생기는데, 주로 면역력이 떨어졌을 때 자주 나타나는 현상이다.

"요즘 힘든 일이 많으셨나보네요?"

헤르페스에 감염된 환자들에게 가장 먼저 묻는 질문이다. 육체적으로 힘든 일이 있거나 너무 바빠서 잠도 잘 못 자고 피로한 경우엔 인체의 면역력이 급격하게 떨어지기 때문에 헤르페스와 같은 바이러스 질환이 잘 생긴다.

그러면 대부분의 환자들은 회사일 또는 집안일 때문에 몹시 바빠서 힘든 시간을 보냈다는 이야기를 한다. 육체적 피로는 더 말할 것도 없다. 그런데 가끔 상반되는 대답을 하는 환자들이 있다.

"특별히 바쁜 일도 없고 힘들지도 않아요. 잠도 많이 자고, 피곤할 일도 전혀 없는데 자꾸 이런 병이 생기네요."

초보의사 시절에는 이러한 이야기를 하는 환자들을 보면 잘 이해가 되지 않았다. 그런 환자들은 육체적으로 피로하지 않아도 원래 면역력이 떨어진 상태라고 생각했었다. 그런데 새로운 공부를 하면서 그 이유들을 알게 되었다. 바로 우리의 마음이 면역력을 좌우한다는 사실이다. 즉 마음을 불편하게 만드는 뭔가가 있거나 스트레스를 받는 일이 생겨서 며칠간 그 일에 신경을 쓰는 것만으로도 면역력이 약해지고, 입술에 물집이 잡히는 환자들이 많다는 것이다. 단지 마음을 어떻게 먹느냐에 따라 몸의 신경계는 물론 면역력까지 움직일 수 있다니, 마음의 위력이 실로 놀랍지 않은가.

마음과 신경, 그리고 면역의 이 놀라운 연결고리를 밝혀낸 학문이 바로 '정신-신경-면역학 PNI: Psycho-Neuro-Immunology'이다. 앞에서 설명한 로버트 애더 교수의 실험은 '정신-신경-면역학'의 기초로서 우리의 신경계와 면역계가 연결되어 있음을 입증한 중요한 실험이다. 즉 정신적인 스트레스가 신경에 영향을 미치고 동시에 면역력을 떨어뜨린다는 사실을 연구하고 집대성한 학문이 바로 '정신-신경-면역학'인 것이다.

아직도 많은 의사들이 이러한 학문에 대해 잘 모르거나 무시하는 경향이 있지만, 스트레스에 시달리며 살아가는 많은 직장인뿐 아니라 복잡한 현대 사회를 살아가는 우리들의 삶과는 매우 연관이 깊고 중요한 의학이라 할 수 있겠다.

필자도 '정신-신경-면역학'을 공부하고 나서야 비로소 환자들의 다양한 증상들을 이해할 수 있게 되었다. 피로한 일이 전혀 없고, 잠도 푹 자고, 육체적으로 편안한 상태인데도 헤르페스를 비롯해 면역력이 떨어질 때 생기는 증상들이 나타났던 환자들 대부분은 신경을 많이 썼다거나 정신적 스트레스에 시달렸던 사람들이었다.

우리의 면역력을 잘 유지하고 건강하게 살아가기 위해서는 육체적인 건강 관리도 중요하지만, 그에 못지않게 중요한 것이 바로 '마음 관리'다. 특히 승진이나 성과 평가, 중요한 시험이나 협상 등을 앞두고 긴장과 스트레스를 느낄 때에는 심리 상태가 불안해지면서 면역력이 떨어진다. 그러므로 의식적으로 마음을 편안하고 행복하게 유지할 수 있도록 노력하는 자세가 필요하다. 물론 결코 쉬운 일은 아니다. 그렇다고 너무 걱정할 필요도 없다. 불안을 이겨내고 마음을 관리하는 검증된 방법은 뒤에서 소개하겠다.

생각하는 대로 나타나는 효과?

미국 몬테레이 공원에서 미식축구 경기를 관람하던 관중 몇 명이 배가 아프다고 호소하면서 구토 증상을 보였다. 경기장 내 의무실에서 그들을 살펴본 결과, 공통적으로 경기장 내 자판기 음료를 마셨던 것으로 드러났다. 이에 경기장 측은 자판기 음료를 마신 사람들이 식중독 증세를 보이고 있으니 마시지 말라는 경고 방송을 내보냈다. 그러자 그 방송을 듣기 전까지만 해도 멀쩡하던 관중들이 집단적으로 구토를 하기 시작하면서 큰 소동이 벌어졌고, 수많은 사람들이 인근 병원 응급실로 실려 가게 되었다.

경기장 측에서는 자판기 음료에 어떤 식중독균이 있었는지 확인하기 위해 정밀 검사를 시작했다. 놀랍게도 자판기 음료에는 아무 이상이 없었다. 곧바로 경기장 측은 복통과 구토의 원인이 자판기 음료 때문이 아니라는 방송을 내보냈고, 잠시 뒤 응급실에 실려 갔던 많은 환자들에게도 그 소식이 알려졌다. 그러자 신기하게도 그 환자들의 식중독 증상이 매우 빠른 속도로 사라지기 시작했다.

이 이야기를 읽으니 어떤 생각이 드는가? 그렇다. 이 일화는 사람의 믿음과 기대가 신체에 얼마나 즉각적으로 영향을 미치는지 알 수 있게 해준 단적인 예이다.

한 병원에서 관절염 환자들에게 "새로 개발된 진통제인데, 효과가 아주 좋다"라고 설명하며 주사를 놓았다. 사실 이것은 진통제가 아니라 비타민 주사였다. 시간이 흐른 뒤 그 환자들의 반응을 살펴보았더니, 3분의 1은 기존 진통제보다 훨씬 더 효과가 좋았다고 말했고, 다른 3분의 1은 기존 약제와 비슷한 진통 효과를 보았다고 답했다. 무려 3분의 2나 되는 환자들에게서 진통 효과를 느꼈다는 답변을 들은 것이다. 이는 실제 약효와는 무관하게 환자들의 믿음과 마음가짐만으로 진통 효과가 나타나게 한 것이다.

바로 이러한 효과를 '플라세보 효과placebo effect' 또는 '위약(가짜 약) 효과'라고 부른다. 실제로 의학계에서는 신약이 개발될 때 그 약의 효과를 실험하기 위해 가짜 약의 효과와 비교한다. 만일 진짜 효과가 있는 신약이라면 최소한 가짜 약보다는 효과가 있어야 하기 때문이다. 그래서 실험을 할 때 한 그룹은 신약을 투여하고, 다른 그룹은 가짜 약을 투여한다. 물론 실험 대상자들은 그 사실을 알지 못한다.

이만하면 가짜 약에 대한 효과는 자명하다고 볼 수 있을 텐데, 이는 다시 말해 가짜 약에 대한 환자의 믿음, 즉 마음의 작용이 몸에 영향을 미치는 가장 확실한 증거이기도 하다.

이러한 플라세보 효과는 질병 치료 중인 많은 환자들이 완치될 수 있다는 믿음과 희망을 갖는 게 얼마나 중요한지를 깨닫게 해준다.

우리의 희망이 질병 치료 과정에서 큰 기능을 한다는 것을 학문적으로 밝혀낸 의사가 있다. 바로 미국 하버드 의과대학의 제롬 그루프먼Jerome Groopman 교수다. 희망의 힘과 생리학적 메커니즘을 연구해온 그는 사실 본인이 의사였음에도 잘못된 척추수술로 인해 19년간 고통을 겪은 환자이기도 하였다.

그루프먼 교수는 인간의 경험 한가운데에는 희망이 자리 잡고 있으며, 희망에 의해 인간은 기대와 믿음을 낳게 되고, 그러한 마음의 작용이 생리적 메커니즘을 이끌어 몸에 좋은 변화를 가져오게 한다고 보았다.

이처럼 플라세보 효과는 우리가 마음먹기에 따라 우리 몸을 좋게 바꿀 수 있다는 사실을 확인시켜주지만, 그와 반대로 우리가 가진 부정적 생각들 역시 우리 몸에 악영향을 끼칠 수 있음을 보여주는 연구도 있다. 이른바 '노시보 효과 nocebo effect'라고 부르는데, 기대나 희망을 저버리는 순간 우리 몸의 반응이 더 악화되는 것을 말한다.

미국《헬스데이 뉴스》에서 노시보 효과의 작용을 분명하게 보여주는 한 가지 실험을 소개한 적이 있다. 독일 함부르크대학 메디컬센터의 울리케 빙겔 Ulrike Bingel 박사는 사람의 뇌 활동을 관찰하기 위해 22명의 실험 대상자들을 자기공명영상 MRI 장치에 눕힌 뒤 다리에 열을 가해 통증을 느끼게 했다. 그리고 동시에 정맥에는 진통제를 투여했다.

처음에는 진통제가 투여된다는 사실을 숨긴 채 실험 대상자들에게 통증의 정도를 1~100까지 숫자로 나타나게 했다. 처음에는 70 정도였던 수치가 시간이 지나면서 66, 55로 줄어들었다. 그때 실험 대상자들에게 진통제 주사가 곧 투여될 것이라고 말하자 통증 감도는 바로 39까지 떨어졌다. 물론 진통제 주사는 이미 처음부터 들어가고 있었다. 잠시 뒤 진통제 주사가 중단되었다고 말하자 통증 감도는 다시 64까지 상승했다. 이번에도 물론 진통제는 계속 투여되고 있었다.

이러한 '플라세보 효과'와 '노시보 효과'는 둘 다 인간의 마음가짐이 인체에 강력한 영향을 미치고 있음을 보여주는 중요한 증거들이다.

앞의 실험들에서 알 수 있듯이 인간의 마음과 감정은 신체적 건강을 지켜나가는 데 너무나 중요한 변수다. 특히 스트레스에서 한시도 벗어나기 힘든 직장인들의 경우 자신이 느끼던 감정 상태는 곧 자신이 느끼던 신체적 특징들, 이를테면 만성피로나 두통, 어깨결림 등과 깊은 연관이 있음을 명심하기 바란다.

몸과 마음의
신비한 상호작용에 주목하라

수많은 환자들을 진료하는 동안 몸과 마음은 서로 떼려야 뗄 수 없는 관계임을 수없이 확인할 수 있었다. 그런데 어떤 환자들은 정신적 스트레스로 인해 단순히 몸이 나빠지는 정도가 아니라 몸과 마음이 마치 하나처럼 움직이는 경우도 종종 볼 수 있었다.

일례로 최면에 걸린 사람에게 얼음을 살갗에 갖다 대면서 불에 달군 쇠라고 믿게 하면, 실제로 피부 화상을 입는 경우가 그러하다. 이러한 현상은 우리가 현재까지 알고 있는 지식으로는 설명해내기 어렵다. 마음의 작용이 몸의 변화를 일으킨다는 것을 알게 해주는 단적인 예임에는 틀림없지만, 의학적으로 증명해내기가 힘들다.

이를 설명할 수 있는 이론적 근거가 양자생물학에 있다. 필자는 환자들을 치료하면서 겪은 체험과 갖가지 현상들을 깊이 연구하던 중 우연히 '양자생물학'이라는 학문 분야를 알게 되었다. 러시아계의 미국인 생물학자 글렌 라인Glen Rein이 생물학에 양자물리학 이론을 도입하여 새로운 생물학적 패러다임을 구축하였는데, 그 학문이 바로 양자생물학이다.

글렌 라인의 이론에 따르면, 사람은 물질적인 몸과 비물질적인 마음으로 이루어져 있는데, 이 둘은 서로 긴밀히 연결되어 있다고 한다.

그는 먼저 마음은 입자와 파동으로 이루어진 물리적 실체로서 뇌에도 존재하지만, 우리 몸집과 비슷한 크기로서 몸에 겹쳐진 형태로 존재한다고 보았다. 그리고 일정한 공간을 차지하는 마음 입자들이 파동으로 변할 때에는 시공간을 초월하여 전파될 수 있다고도 여겼다. 어쩌면 '텔레파시'와 같은 초과학적 현상이 바로 이러한 이유 때문에 발생하는 것은 아닐까?

이러한 글렌 라인의 주장이 다소 어렵고 생소하게 느껴질지도 모르겠다. 하지만 그의 주장은 '몸과 마음의 연결'이란 명제에 남아 있던 의문 부호들에 대해 하나둘씩 과학적인 설명을 제공할 수 있는 이론적 바탕을 마련해준다.

이 이론이 언제쯤이나 더 확실한 증거로 보강될지는 모르겠다. 하지만 여기서 강조하고 싶은 것은 스트레스에 시달리던 수많은 직장인들이 피로를 이겨내고 자신의 목표를 이루기 위해서는 '마음의 작용'을 한 번쯤 들여다봐야 한다는 것이다. 스트레스를 이겨내고, 마음의 불안을 다스리며, 성과와 목표 달성에 대한 확신을 갖기 위해서는 마음의 힘을 기르는 작업이 반드시 필요하다.

　이제 몸과 마음은 하나이며, 마음의 작용이 우리 몸의 건강과 스트레스 극복에 가장 중요한 밑거름이 된다는 말을 깊이 공감할 수 있을 것이다. 그럼, 마음의 힘을 기를 수 있도록 우리 마음에 대해 좀 더 심층적으로 알아보기로 하자.

내 마음을 들여다보면 뭐가 보일까?

우울한 대리는 지난 1년간 휴일을 휴일답게 쉬어본 게 언제였던지 기억도 안 날 정도다. 그러던 중 아주 오래간만에 토요일을 맞아 집에서 쉬게 되었는데, 달콤한 휴식과 여유는커녕 온몸이 쑤시고 결리는 통에 늦잠도 못 자고 눈을 떴다. 좀처럼 체력이 회복되지 않고 허약해지는 것 같아 우 대리는 큰 맘 먹고 보약을 지으려고 한의원에 들렀다.

눈과 혀의 상태, 손목의 맥박, 배의 여기저기를 눌러보며 우 대리의 몸 상태를 진맥하던 한의사는 최근 감정적으로 괴롭던 적이 많았는지 부터 묻는다.

'가만있자, 감정적으로 괴로운 일?'

그러고 보니 매일매일 한성질 팀장의 잔소리와 폭언을 듣긴 했었다. 몇 달 전엔 후배 정야심 대리가 먼저 과장으로 승진해서 낙담했던 적도 있었고, 새 프로젝트가 잘못될까 노심초사한 적이 한두 번이 아니었다.

"진맥해보니 혈맥이 좌우가 다른데, 그동안 감정적으로 힘든 일이 많 았나보네요. 기력이 많이 허해져서 면역력도 떨어진 상태이고, 간 기능도 약해져 있네요. 혈액 순환도 잘 안 돼서 기혈이 뭉쳐 있다 보니 소화력도 떨어졌고, 피부 트러블도 생기셨네. 누적된 스트레스 때문에 요즘 머리도 무겁고 근육 결림도 심했겠어요."

우 대리는 생각보다 자신의 스트레스 정도가 많이 심각했다는 사실을 깨닫게 되었다. 거울을 보던 우 대리는 마음이 착잡해졌다.

좀처럼 펴지지 않는 굳은 표정, 안경 너머 벌겋게 충혈된 눈, 그 아래 두툼한 다크서클, 이마와 턱 언저리를 덮은 좁쌀 여드름, 거북목처럼 굽은 목과 어깨, 불룩 튀어나온 배, 점점 줄어드는 머리숱….

문득 스트레스 관리가 중요하다는 탁월해 팀장의 말이 뇌리를 스친다.

'아, 맞다! 책이 어디 있더라?'

바쁘다는 핑계로 책과 담을 쌓아온 지 오래지만, 이젠 눈을 부릅뜨고 볼 만큼 절박하다. 한 구절, 한 구절이 피와 살이 되도록.

'마음 관리가 영혼 관리다. 희망 비타민을 섭취하라. 가난과 상처도 인생의 자원이다. 포기하지 말고 지속적으로 노력하고 당당해져라.'

'무엇을 위해 어떤 노력을 해야 할까?'

책을 중반쯤 읽던 우 대리는 지금껏 자신의 삶을 되돌아본 적이 없었다는 사실에 눈을 뜬다. 학창 시절부터 그저 하라는 대로, 시키는 대로 주어진 일을 소화하기에 바빴다. 그러다보니 자신의 마음 상태가 어떤지, 진정으로 원하는 게 무엇인지, 심지어 좋아하는 게 무엇인지조차 자신

있게 말할 수 없게 되었다. 대학에 갈 때도 수능 성적에 맞춰 가장 무난해 보이는 분야의 전공을 골랐고, 학기 중에도 등록금과 용돈에 보태려고 틈나는 대로 아르바이트를 하며 보냈다. 그저 수업 듣고, 토익 학원 다니고, 취업 준비하느라 바쁘기만 했었다.

지금까지의 인생을 곰곰이 돌아보니, 상처 입고 떠올리고 싶지 않은 기억들만 새록새록 피어오른다. 초등학교 때 공부를 잘했어도 어머니가 학교에 자주 찾아오던 부잣집 아이와 비교당하며 담임선생님으로부터 상처받았던 기억, 대학 때 첫사랑을 선배에게 빼앗겼던 기억, 군대에서 나이 어린 고졸 선임에게 대학생이란 이유로 괴롭힘을 당했던 기억, 복학 후에는 등록금이 올라 새벽 편의점 아르바이트까지 했지만 재고와 정산이 안 맞아 도둑 취급받고 시급을 떼였던 기억, 취업 준비할 때 어학연수 스펙이 없어 수십 군데 서류를 넣어도 최종 면접에서 탈락했던 기억 등등 상처와 실패로 얼룩진 기억들만 들춰지면서 마음이 무겁다.

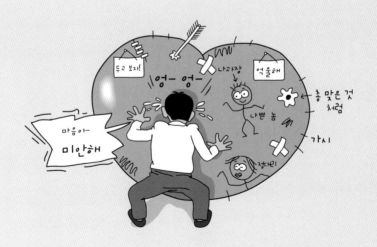

'애초에 나란 놈은 재수가 없었어. 내가 아무리 노력해봤자 안 바뀌어!'

책 속의 말들은 하나같이 명언이지만, 우 대리는 자신의 한계를 극복하지 못하고 금세 마음을 접는다.

이제 시제품의 안전성 테스트는 모두 마쳤고, 유통본부에선 경영전략팀과 홍보마케팅팀이 다시 모여 그간의 시장 조사 결과를 공유하며 마케팅 전략 방향을 논의 중이다.

"지난번 목동 매장과 노원 매장에서 실시한 체험마케팅 조사 결과 베이비용품과 물티슈, 스킨케어와 바디용품, 세제 등의 품질력은 각 항목마다 고르게 높은 점수대를 받았습니다. 그러나 제품의 이미지에 대한 경쟁사와의 차별성은 그래프에서 보시는 것처럼 거의 차이가 없는 것으로 드러났습니다."

정야심 과장의 브리핑을 듣자마자 한 팀장이 기다렸다는 듯이 한마디를 던진다.

"품질력은 우수한데, 이미지가 약하다…. 이거 뭐, 유기농제품 시장에 신규 진입하려면 애 좀 먹게 생겼네. 그래도 우리는 할 만큼 했으니까 앞으론 홍보마케팅팀이 나설 차례네요. 앞으로 소비자의 유기농제품 선호를 어떻게 우리 제품 구매로 연결시킬 생각인가요? 이제부터는 홍보팀 책임이 막중하겠습니다. 안 그런가요?"

공사 구분 없이 개인 감정을 앞세워 물 먹이고, 곤란한 일은 슬쩍 떠넘기며 열매만 손에 넣으려는 한 팀장의 속셈이 눈에 훤하지만, 탁 팀장은 일일이 대응하지 않는다. 대신 시장에 대한 예측과 판단, 마케팅 전략을 실행에 옮기며 성과와 실적으로 답할 뿐이다.

"물론 우리 제품이 기존의 유기농제품과의 차별성 부재라는 약점이 있고, 그렇기 때문에 소비자들이 쉽게 경쟁제품으로 소비를 대체할 수 있다는 위험요인을 갖고 있습니다. 일단, 우리는 유통채널을 확보하고 있다는 강점이 있으니, 원료 산지와 재배 과정, 제품 공정에 대한 엄격한 안전성 기준에 주목해 시장에서의 새로운 기회요인을 찾고자 합니다. 마케팅 방향에서도 이 점을 포인트로 어필해볼 생각인데, 혹시 우 대리, 지난번에 안전성 테스트 의뢰했었죠? 검사 결과 눈여겨볼 만한 내용은 없었나요?"

머리가 무거워 회의 내용에 집중하지 못하던 우 대리는 갑자기 지명되자, 좌중의 시선에 당혹감과 긴장감을 느낀다.

"네? 저… 테스트 결과 안전하고… 성분이나 용기에서도 특별한 이상은 없는 걸로….''

"야, 넌 또 멍 때리고 있었냐? 하여간 저 자식은 허구한 날 멘탈이 가출 상태야. 정신줄 챙기고, 성분표나 뽑아 갖고 와!"

한 팀장의 일갈로 주춤한 우 대리, 홍보팀 직원들 앞에서조차 웃음거리가 된 듯해 얼굴이 벌게지며 사라진다.

자신이 이 자리의 주축이자, 직원들을 통제할 위치에 있다고 믿는 한 팀장으로서는 탁 팀장의 '입발'이 밉살스럽고 짜증나는 참이었는데, 때마침 적절한 '먹잇감'이 나타나 자신의 파워를 '유감없이' 과시했다. 이 모습을 지켜보던 탁 팀장은 자신의 질문 때문에 우 대리가 난처해진 것 같아 마음이 불편하다.

　'혹시 이 일로 우 대리가 자존심을 다치거나 힘들어하는 건 아닐까?'

　탁 팀장은 회의가 끝나도 어째 마음이 짠하고 미안한 생각이 든다.

　"우 대리, 퇴근 후에 시간 어때요?"

　모니터 하단에 메신저 창이 깜빡인다. 창을 열어보니 대화 상대는 놀랍게도 홍보마케팅팀 탁월해 팀장이다.

　"이따 저녁 약속 없으면 나랑 맥주 한 잔 할 수 있어요?"

　"아~ 네. 좋습니다."

　우 대리는 탁 팀장과 술 약속을 하면서 대체 무슨 일 때문일까 궁금하다. 한편으로는 따로 불러내 할 말이 있을 만큼 자신이 뭔가 큰 실수를 저질렀나 싶어 걱정도 앞선다.

02

내 마음 들여다보기

마음의 상처는
사라지지 않는다

어릴 때일수록 현재의식이 약해서 마음의 상처가 잘 생긴다. 마음의 상처가 생기면 바로 잠재의식에 자리 잡기 쉽다. 이렇게 생긴 마음의 상처는 아주 오래간다. 육체의 상처는 시간이 지나면 아물지만, 마음의 상처는 잠재의식 속에 남게 돼 특별한 치유를 하지 않으면 평생 자신을 따라다닐 수도 있다. 불행히도 잠재의식 속에 마음의 상처를 많이 담아둔 사람일수록 스트레스에 더욱 취약하다.

스트레스에 반응하는 민감도는 사람마다 다르다. 똑같은 상황에서도 어떤 사람은 다소 둔감하고 편안하게 대처하지만, 어떤 사람은 아주 민감하게 반응하고 더 힘들어한다. 이러한 차이는 타고난 성격의 차이도 있지만, 잠재의식 속에 상처를 얼마나 많이 가지고 있느냐의 차이도 큰 비중을 차지한다.

여기서 한 가지 짚고 넘어가야 할 중요한 진리가 있다. 보통 우리는 외적인 힘든 조건이 자신을 괴롭히고 있다고 믿는다. 이를테면 인간관계의 어려움이나 업무의 부담감, 경제적 압박 등등. 그러나 엄밀히 말하면 우리 스스로를 괴롭히는 것은 그 상황 자체가 아니라, 그 상황을 받아들이는 우리 자신의 생각과 감정이다.

힘든 상황은 내 힘으로 컨트롤할 수 없을 때가 많다. 하지만 상황을 바꾸지는 못 하더라도 지금 내가 느끼는 힘든 감정만은 자기 스스로 바꿔나갈 수 있지 않을까? 즉 힘든 상황을 받아들이는 방식 또는 생각하는 방식을 바꾸면 자신의 감정도 달라질 것이며, 결과적으로 자기 자신이 덜 괴로울 수 있다는 것이다.

물론 이것은 쉬운 일은 아니다. 특히 마음의 상처가 많아 스트레스에 민감한 사람의 경우에는 더욱 어려울 수도 있다. 그런 사람은 먼저 자신의 잠재의식에 쌓인 상처부터 치유해야 한다. 마음이 좀 더 편안하고 덜 민감해진다면, 힘든 상황에 대한 사고와 감정도 유연하게 가질 수 있어 스트레스도 훨씬 덜 받게 될 것이다. 때문에 스트레스 관리에 앞서 잠재의식 속의 상처를 먼저 찾아보는 것은 매우 중요한 처방이다.

그렇다면 자신의 잠재의식 속에 있는 상처를 어떻게 알아낼 수 있을까? 쉬운 일은 아니지만, 자기 스스로를 돌아보고 성찰하는 과정에서 상처를 찾아낼 방법이 있다. 그 구체적인 방법을 알아보기 전에 먼저 잠재의식 속의 상처로 인해 나타나는 심리적 문제들을 살펴보자.

➕ Tip 마음의 구조

- 의식(consciousness) : 현실에서 체험하는 모든 정신작용과 그 내용을 포함하는 일체의 경험 또는 현상
- 잠재의식(subconsciousness) : 개인이 자각하지 못하는 정신 활동으로 장기적인 기억, 습관, 자기보호 기능 등
- 무의식(unconsciousness) : 잠재의식보다 더 깊은 상태의 자각하지 못하는 정신 활동으로 실책, 행동, 꿈, 아무런 연결 없이 떠오르는 생각 등

➡️ 프로이드는 현재 상태에서 의식하지 않는 무의식의 세계가 마음속에 별도로 존재한다고 보고, 무의식이 인간의 성격 형성과 건강에 얼마나 큰 영향을 미치는지 임상적 연구를 하였다. 그리고 무의식의 중요성을 밝혀냄으로써 자유 연상, 꿈의 해석 등의 내용을 중심으로 하는 '정신분석학'을 창시해 이를 치료의 한 영역으로 활용하였다.

무의식이 인간의 정신 활동에서 차지하는 비중은 상상을 초월한다. 우리가 살아 숨 쉬는 매 순간 감각하고 체험하면서 얻는 그 수많은 의식보다도 훨씬 더 많고 광범위하다. 의식은 무의식과 비교하면 빙산의 일각에 불과할 정도다.

우리는 흔히 무의식과 잠재의식을 혼용해서 사용하지만, 엄격히 구분하면 잠재의식은 무의식을 포괄하는 좀 더 넓은 의미다. 자세히 설명하자면, 의식의 구조를 세분해서 살펴볼 때 의식은 단기기억·의지·분석적 사고·합리적 사고·비판적 사고를 관장하고, 잠재의식은 장기기억·감정·습관·게으름·자기보호의 기능을 하는 영역이며, 무의식은 자동적인 생리 기능·면역시스템과 같은 기능을 담당하는 영역이다. 그리고 앞서 언급했듯이 우리의 정신 활동에 있어서 잠재의식·무의식의 작용이 의식작용보다 훨씬 더 강하다. '세 살 버릇 여든 간다'는 말처럼, 어릴 때 생긴 습관이 잘 고쳐지지 않는 이유도 바로 잠재의식 안에 습관이 자리 잡게 되면 의지나 합리적 사고로는 이를 바로잡기 어렵기 때문이다.

이 책에서는 잠재의식과 무의식을 엄격히 구분하지 않고 넓은 의미로 함께 사용하였다.

마음 구조

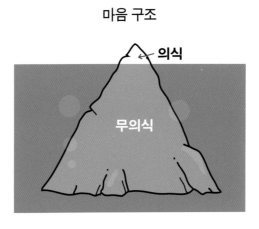

잠재의식으로 나타나는
심리적 문제

"자라 보고 놀란 가슴 솥뚜껑 보고 놀란다."

이 속담은 잠재의식에 각인된 인상이 심리적 변화를 일으키는 상황을 잘 표현해주고 있다. 예를 들어, 어떤 사람이 '자라'를 보고 가슴이 철렁 내려앉을 만큼 화들짝 놀랐다고 가정해보자. 그 사람의 '놀람'의 경험은 일종의 심리적 트라우마trauma가 되어 잠재의식 속의 장기기억으로 남게 되는데, '자라'를 보았을 당시 느꼈던 공포심까지 함께 각인되어 프로그래밍된다. 이렇게 잠재의식에 프로그래밍을 시키는 이유는 잠재의식이 가지고 있는 자기보호 기능 때문이다.

일단 잠재의식 안에 '자라=무섭다'라고 프로그래밍된 장기기억과 감정은 언제든 비슷한 물체(솥뚜껑)만 보더라도 되살아나 공포감을 불러일으킨다. 그럼으로써 자신을 비슷한 물체로부터 조심시켜 위험을 피하고, 안전을 지킬 수 있도록 해준다. 즉 잠재의식은 애초부터 우리 자신을 괴롭히기 위한 목적이 아니라, 스스로를 보호하기 위한 자기보호 기능에 의해서 프로그래밍된 것이다.

그러나 자신이 보았던 물체가 공포의 대상인 '자라'가 아니라 '솥뚜껑'이라는 것을 알게 되면, 그 즉시 공포감은 사라진다. 사실 '솥뚜껑'을 '자라'로 착각하는 것도 잠재의식 때문이다.

이제 잠재의식이 우리 심리에 어떤 식으로 영향을 미치는지 이해하였을 것이다. 하지만 실제의 상황은 이보다 훨씬 더 심각하다.

검은색 승용차에 치여 사고를 당한 55세 여성 환자가 있었다. 그녀는 차에 치이던 순간의 공포감을 잠재의식 속에 깊이 각인시켰다. 그 뒤로 그녀는 길을 걷다가 검은색 승용차만 보면 무서움을 느끼기 시작했다. 놀라운 것은 이때 느낀 무서운 감정이 그녀가 실제 차에 치였을 당시의 공포감과 같아서 자기도 모르게 식은땀이 나고, 몹시 떨리며, 가슴이 답답하거나 두근거리는 등 진정하기 힘든 증상들이 찾아온다는 것이다.

그 환자는 주차된 검은색 승용차가 자신을 치었던 차가 아니며, 자신에게 해를 입히지 않는다는 것을 머리로는 분명히 알고 있다. 그러나 현재의식은 잠재의식을 이기지 못한다. 현재의식에 대고 아무리 설명해봤자, 잠재의식에 프로그래밍된 장기기억과 감정, 자기보호 기능이 그 환자를 공포반응으로 몰고 갈 뿐이다.

이와 같은 증상을 우리는 'PTSD post traumatic stress disorder', 즉 '외상 후 스트레스 장애'라고 한다. 전쟁터에 참전했던 군인들이 당시의 기억을 잊지 못하고 수시로 공포증에 시달리는 것도 이 때문이다.

이 모든 작용은 잠재의식의 자기보호 기능 때문에 일어나는 것인데, 꼭 PTSD까지는 아니더라도 어릴 적에 경험했던 심리적 충격이 잠재의식에 저장되어 성격이 예민해지거나 감정 변화가 심해지고, 스트레스를 더 크게 느끼게 되는 것이다.

또 다른 환자의 사례도 있다. 60세 여성인 이 환자는 한평생 예민한 성격으로 살아왔다. 그래서 남들보다 스트레스도 더 많이 받았다. 그녀는 천성적으로 예민해서 그럴 수밖에 없다고 생각했다. 그런데 자신의 잠재의식에 대해 알아보고 나서야 스트레스의 원인을 알 수 있게 되었다. 그녀는 남들이 자신을 바라보는 시선이 어떨지에 대해 매우 민감한 사람이었다. 항상 남의 눈을 의식했고, 남들에게 착한 사람으로 보이고자 했다. 그러한 강박관념이 그녀가 지금까지 의식하지 못했던 큰 스트레스의 원인이었던 것이다.

그러다가 50대 때 종교 활동을 시작하면서 자신의 마음에 다가가는 기회를 얻었다. 그녀는 한 종교단체의 심리프로그램을 통해 사람의 마음 구조에 대해 처음 알게 되었다고 한다. 그리고 자신의 잠재의식에 어떤 상처가 남아 있을까 차츰 관심을 갖게 되었다. 이렇게 자신의 마음을 탐험해가는 동안 그녀는 초등학교 입학 전의 어린 시절에 받았던 상처를 떠올릴 수 있었다. 사실 이제 와서 돌이켜보면 그 상처는 그리 대수로운 일은 아니었다. 그저 부모님이 장난삼아 내뱉었던 말일 뿐이었다.

"넌 저기 다리 밑에서 주워왔어."

그러나 초등학교 입학 전의 어린아이에게는 큰 상처로 다가왔고, 겉으로 내색하지는 않았지만 그 충격이 잠재의식에 오래도록 남아 있었던 것이다. 그 뒤로 그녀는 길을 가다 거지를 보게 되면 '부모님께 버림받으면 나도 저런 거지가 되겠지' 하는 불안한 마음을 갖게 되었다. 그리고 부모님이 자신을 언제 버릴지 몰라 가슴 졸이며 늘 부모님 말씀을 잘 듣는 아이로 살아왔고, 부모님으로부터 착하다고 칭찬을 들어야만 마음이 놓였다. 다른 사람에게 버림받을까봐 두려웠던 마음이 남들에게 잘 보여야 한다는 강박관념으로 자리 잡았고, 그 때문에 남들이 자신을 어떻게 생각할지 항상 걱정하면서 심한 스트레스를 받아왔던 것이다.

한평생 모르고 살았던 자신의 속마음을 알게 되자 그녀는 마음이 치유되면서 매우 편안해졌고, 스트레스 상황에서도 이전과 다른 여유를 가질 수 있었다.

우리도 이 환자의 경우처럼 우리가 잊고 지냈던 마음의 상처가 있지 않을까? 그렇다면 마음의 상처는 어떻게 알 수 있을까? 그리고 어떻게 치유할 수 있을까?

① 나의 감정 그래프 그리기

여러분이 태어나서 지금까지 살아오면서 겪었던 사건들을 떠올리면서 그 당시의 감정을 수치로 표시해 그래프를 그려보자. 긍정적 감정이 최고치에 달하면 +100점, 부정적 감정이 최고치에 달하면 −100점으로 환산한다.

나의 감정 그래프

현재

출생 시점

+100 +50 0 -50 -100

아마도 여러분들 대다수는 지금까지 바쁘게 살아오느라 자신의 감정을 되돌아볼 시간이 거의 없었을 것이다. 그래프의 맨 왼쪽 끝을 태어난 순간, 오른쪽 끝을 현재라고 가정하면, 살면서 가장 힘들었던 순간에는 그래프가 −쪽으로 내려가 있을 것이고, 좋았던 순간에는 +쪽으로 올라가 있을 것이다. 이를테면 살면서 사랑하는 사람과 헤어지는 등 큰 충격에 빠졌을 당시에는 그래프가 −쪽으로 그려질 것이며, 상을 받았거나 취업에 성공하는 등 기분이 좋은 순간에는 +쪽으로 그려질 것이다.

자신의 감정 그래프를 그리는 작업은 아주 느린 속도로, 천천히 진행하는 것이 좋다. 최소한 5~10분 이상 주변 사람들로부터 방해받지 않는 조용한 분위기에서 행해야 한다. 편안하게 심호흡을 하고 과거를 되짚어 보면서 자신의 감정이 어떻게 변해왔는지를 회상하면 된다.

이렇게 자신의 감정을 과거부터 현재까지 살펴보는 것은 매우 큰 의미가 있다. 이 과정은 마음의 상처를 치유하는 과정에서 반드시 거쳐야 하는 필수 절차이다. 이 과정 없이는 다음 과정으로 넘어갈 수 없다. 자신의 마음을 들여다봄으로써 때로는 큰 성찰과 깨달음을 얻을 수도 있다.

물론 어떤 경우에는 과거의 부정적 감정을 생각하다가 그 감정에 사로잡혀서 화가 나거나, 갑자기 불안해지거나, 우울해질 수도 있다. 또 그 감정이 자신을 힘들게 할 수도 있다. 그러나 그 감정을 아직도 격하게 느끼고 있다는 것은 그 당시의 상처가 잠재의식에 깊게 프로그래밍되어 있음을 의미하므로, 좋은 발견을 한 것이라 볼 수 있다. 반대로 과거의 긍정적 감정을 생각하다가 기분이 좋아지고, 자신감을 회복하면서 활력을 얻을 수도 있다. 이럴 경우 잠재의식에 각인된 감정은 돈으로도 살 수 없는 매우 귀한 보물이자 마음의 재산이다.

자, 감정 그래프를 다 그렸으면 이제 다음 단계로 넘어가보자.

② 감정에 이름 붙이기

사람은 누구에게나 각자의 이름이 있듯이 감정에도 이름이 있다. 이번에는 앞에서 작성한 감정 그래프에 이름을 붙여보자. 아래의 이름들을 참고해 자신의 감정에 이름을 붙이면 된다.

긍정적 감정의 이름들

감동하다	만족스럽다	충족되다	고맙다
반갑다	편안하다	고무되다	신뢰하다
호기심 나다	기쁘다	안도하다	활기차다
낙관하다	열정적이다	흥분하다	놀라다
영감을 받다	희망에 차다	마음이 열리다	의기양양하다

부정적 감정의 이름들

걱정되다	무기력하다	외롭다	고민스럽다
불안하다	의기소침하다	기죽다	불편하다
절망하다	노하다	성나다	좌절하다
당황하다	슬프다	초조하다	뒤숭숭하다
실망하다	혼란스럽다	마음 내키지 않다	언짢다

혹시 너무도 힘든 감정 때문에 어찌해야 할지 몰랐던 적이 있는가. 한없이 빠져드는 부정적 감정 속에서 헤어날 수 없어 절망하고 고통스러웠던 기억이 있는가.

부정적 감정은 한번 빠져들면 그 속에서 헤어나기가 쉽지 않다. 급기야 안 좋은 생각이 꼬리에 꼬리를 물고 끊이지 않으면서 헤어날 수 없는 지경에 이를 때도 많다. 바로 그때, 정신을 차리고 자신이 느끼는 감정에 이름을 붙여보자.

우리는 보통 감정에 빠져들 때 일인칭 시점에서 자기 자신을 바라보면서 그 감정에 완전히 몰입하는 경향이 있다. 그런데 그 감정에 이름을 붙이는 순간 우리는 자신의 감정을 좀 더 객관적인 시선으로 관조할 수 있다.

"내가 지금 불안감을 느끼고 있구나!"

"내가 지금 외로움을 느끼고 있구나!"
"내가 지금 무기력감을 느끼고 있구나!"

이렇게 제삼자의 입장에서 거리를 두고 자신을 바라보면, 1인칭 시점에서 감정에 완전히 매몰되어 있을 때보다 훨씬 쉽게 부정적 감정에서 빠져나올 수 있다.

감정에 이름을 붙이는 작업이 효과를 거두려면, 감정을 적절하게 표현하는 단어를 좀 더 연구해서 본인에 맞게 이름을 추가하는 것도 좋다. 감정을 나타내는 단어를 잘 익혀서 다양한 어휘를 구사하는 것만으로도 부정적 감정에 쉽게 함몰되지 않는다.

③ 내 마음속의 아이

앞서 살펴보았듯이 우리의 잠재의식 안에는 어릴 적 받았던 상처들이 차곡차곡 쌓여 있는데, 그 상처가 평생에 걸쳐 우리를 따라다니며 괴롭힐 수 있다. 이렇듯 어릴 적 상처를 간직하고 있는 우리의 마음 상태를 일컬어 '내 마음속 아이' 또는 '내면아이'라고 한다. 다시 말해, 몸은 어른으로 성장했지만 마음은 여전히 그 상처에서 벗어나지 못한 채 어린 시절의 상태에 머물러 있다는 것이다. '내면아이' 전문가인 존 브래드쇼John Bradshaw는 《상처받은 내면아이 치유》라는 저서를 통해 상처를 입고 이를 극복해나가는 '내면아이'의 성찰에 대해 조명하고 있다.

우리는 저마다 마음의 상처를 안고 살아간다. 단지, 상처의 크기에 따라 스트레스에 얼마나 더 민감한지 차이가 날 뿐이다. 우리 마음속의 '내면아이'가 어떻게 형성되어 작용하는지를 잘 보여주는 사례 하나를 소개한다.

"안녕하세요? 선생님."

조용하고 낮은 목소리로 속삭이듯 인사하는 그 환자는 기껏해야 20대 중반 정도 되어 보였고, 목소리와 어울리는 수줍은 미소를 띠고 있었다. 잠시 곁눈질로 모니터를 보니, 실제 나이는 서른 살이었다. 어깨까지 늘어진 생머리가 그녀를 더 어려 보이게 했다.

그녀는 천천히, 작은 목소리로 자신의 증상들을 이야기했다. 벌써 몇 년간 사회생활도 할 수 없을 정도로 이유 없는 만성피로에 시달리며 몸과 마음이 다 지쳤다고 했다. 모든 종합검사에서도 이상이 없다고 했다. 그녀는 여러 가지 세포 기능에 대한 검사와 치료를 진행하는 동시에 심리 치료도 받기로 했다.

그녀를 가장 힘들게 하는 것은 자신에 대한 다른 사람들의 관심이었다. 주변 사람들에게 자신의 의견을 말하는 것은 그녀가 가장 싫어하는 일 중 하나였다. 청중 앞에서 발표해야 되는 상황이 오면, 그녀는 속으로 이렇게 기도했다.

'하느님, 지금 이 순간에 제가 이 세상에서 사라지게 해주소서!'

그녀는 친구들과 식당에 들어가서 음식을 주문할 때도 자신의 의견을 낸 적이 없다. 누가 무언가를 시키면 자신도 똑같이 주문했다. 다른 사람들과 의논하는 자리에서도 항상 투명인간과 같았다. 있어도 없는 듯 존재감이 희미했다. 그녀는 자기의 주장 때문에 다른 사람이 상처받을까봐 극도로 두려워했다. 그리고 마음속에 품은 감정들을 남에게 절대로 표출하지 않았다. 그냥 스스로 억누를 뿐이었다.

매사에 억눌린 채 살아온 탓에 그녀에게 '스트레스에 의한 호르몬 불균형'이 생겼다. 그 결과 항상 피로하고 힘든 나날이 계속됐던 것이다. 그러던 중 그녀는 다니던 학교를 휴학했다. 그 뒤로 집에서만 지낸 지 벌써 몇 년이 흘렀다. 그녀는 그런 자신의 상태가 매우 절망적이라고 생각했고, 그 때문에 더 우울해했다.

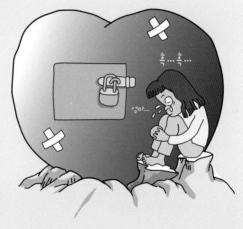

다행히도 그녀는 치료 과정에서 자신의 상태를 비교적 잘 표현해 주었다. 지금의 자신의 모습이 너무도 싫다고 하면서, 자신도 남들처럼 활발하게 의견을 말하고 싶어했다. 남들 앞에서 자신 있게 이야기해보고 싶다고도 했다. 그러나 그것은 그녀의 이성이 바라는 희망 사항일 뿐이었다. 실제로는 남들 앞에서 이야기하기는커녕 시선조차 견디기 힘들어했다. '세상에서 가장 먼 길은 머리에서 가슴까지'라는 누군가의 말처럼, 머리로는 간절히 바라고 있지만 마음으로는 도저히 실천할 수 없는 현실이 괴롭기만 했다.

실제로 스트레스로 마음고생을 하는 많은 사람들을 만나보면 이와 같은 상태에 있는 경우가 아주 많다. 머리로는 이해가 되고, 어떻게 해야 할지 잘 알고 있으면서도 정작 가슴으로는 하지 못하는 것이다. 머리로는 가속 페달을 밟으면서, 마음으로는 브레이크를 꽉 밟고 있는 상황….

사실 이런 경험은 누구에게나 있을 것이다. 이 환자처럼 아주 심각한 상태는 아니더라도 일상에서 머리와 가슴이 따로 노는 경우는 얼마든지 있다. 머리로는 이해가 되지만 마음으로는 받아들일 수 없는 불편한 상황들, 바로 그 때문에 우리는 부정적 감정에 사로잡히고 스트레스를 받게 된다.

그렇다면 그 원인은 무엇일까? 이 환자는 왜 이토록 자신의 마음을 조절하지 못할까? 그 답은 우리의 마음속 깊이 숨어 있는 잠재의식에서 찾을 수 있다.

그녀의 잠재의식은 많은 사연을 담고 있었다. 그녀가 10살 때 아버지는 중풍으로 오른팔과 다리를 못 쓰는 반신불구가 되었다.

아버지는 직장을 잃었고, 어머니가 아버지를 대신해 돈을 벌어야만 했다.

그녀보다 3살 위인 언니는 아버지를 돌보며 집안일을 도와야 했다. 그녀에겐 7살 된 어린 남동생도 있었다. 낮에 직장에 나갔다 저녁 때 지쳐서 돌아온 어머니는 아버지를 병간호하며 막내 동생을 돌봐야 했다. 그때 그녀도 매우 힘들었다. 하지만 어느 누구에게도 힘들다고 투정을 부릴 수 없었다. 밤마다 몰래 혼자 우시는 어머니의 모습을 자주 보았기 때문이다.

힘들게 돈을 버는 어머니, 아버지를 돌보느라 눈물겨운 노력을 하는 언니, 그리고 아직 어려서 누군가 돌봐줘야 하는 막내 동생…. 그녀는 어린 나이에도 집안 사정을 잘 알고 있었기 때문에 자신도 힘들다는 감정표현을 할 수 없었다. 자신의 감정을 드러내면 어머니와 언니가 더 힘들어질 거라 생각했기 때문이다. 그녀는 힘든 내색 없이, 아니 있어도 없는 듯이 지내는 것이 가족을 위하는 길이라 생각했고, 자신의 감정을 표현하는 것은 가족을 배신하는 것과 같다고 믿었다. 철없는 동생을 제외한 그녀의 가족들은 모두 힘겨운 싸움을 하고 있었고, 그녀는 이를 조용히 지켜보고 있었다.

그로 인해 그녀에게는 강력한 잠재의식이 생겼다. 자신을 표현하지 않는 것이 곧 가족 전체를 위하는 것이라는 믿음이다. 더 나아가 그것이 모든 사람을 위하고, 자기 자신을 보호하는 길이라 여겼다.

그렇게 형성된 잠재의식은 마음 깊이 자리 잡아 그녀가 성장을 했음에도 불구하고 변하지 않고 있었다.

이런 대화를 통해 그녀는 자신이 왜 그렇게 감정표현을 하기 어려웠는지 조금씩 알아가게 되었다. 그녀도 처음에는 매우 혼란스러워했다. 잠재의식의 존재 자체도 부인하려 했다. 그러나 조금씩 자신의 내면을 알아가기 시작했고, 차츰차츰 내면의 자아에게 손을 내밀게 되었다.

그녀에게는 잠재의식이 그녀 자신을 괴롭히기 위해 작동되는 게 아니라, 어릴 적 그녀 스스로를 보호하기 위해 만들어져 지금까지 유지돼왔던 것이라 설명하였다. 그리고 이제는 어른이 되었으니, 마음의 주인으로서 자기 자신의 상처받은 마음을 안아주고 위로해줘야 한다고 말했다. 그동안 그녀를 지켜주었던 잠재의식에 다가가 마음의 목소리로 속삭여야 한다고 일러주었다.

'이제 괜찮아. 그동안 정말 고생 많았어. 나 자신을 표현하면 가족들이 힘들까봐 두려웠던 것이구나. 그래서 그렇게 힘들었구나. 그러나 이제는 괜찮아. 정말 고마워. 그리고 사랑해.'

그녀는 말을 잇지 못하고 울음을 터뜨렸다. 한참을 그렇게 울고, 또 울었다. 잠시 뒤 그녀는 지금까지 볼 수 없었던 밝고 평온한 미소를 입가에 머금고 있었다.

마음속에 있는 또 다른 나를 안아주고 위로해주는 순간, 그리고 그 감정 그대로를 인정해주고 고마움을 표현하는 순간, 우리에게는 크나큰 통찰이 일어난다. 이 순간엔 과거의 기억이 주마등처럼 스쳐지나가기도 할 것이고, 마음에 갑자기 평온이 찾아오기도 할 것이다. 때론 앞의 사례처럼 눈물이 왈칵 쏟아지기도 할 것이다. 이러한 통찰이야말로 우리의 잠재의식 속 상처를 치유할 수 있다.

④ 내 마음과 대면하기

우리 모두는 자신의 내면과 만나는 시간이 반드시 필요하다. 하지만 시간에 쫓겨 바쁘게 사는 현대인들은 그러한 시간을 내기 어렵다고 말한다.

아무리 바빠도 자신의 마음의 에너지를 충전하는 이 시간만큼은 결코 양보해서는 안 된다. 마음의 에너지도 쓰기만 하고 충전하지 않으면 고갈되기 때문이다. 마음의 에너지가 고갈되는 순간 우리는 스트레스의 늪에서 헤어나지 못할 것이다.

이제 하루에 단 10분이라도 자신의 내면과 만나는 시간을 만들어나가기 바란다. 그리고 자신의 마음의 에너지를 충전하기 위해서 이렇게 속삭여보자.

'이제 괜찮아. 고마워. 그리고 사랑해.'

⊕ Tip   내 마음 알아가는 법

- 차분하게 과거를 되돌아보며 감정 그래프를 그려본다. 그러면서 내 감정을 살펴보는 시간을 가진다.

- 감정마다 이름을 붙여 개개의 감정들로부터 거리를 두고 바라본다. 나무를 보지 말고 숲 전체를 보자.

- 잠재의식에 프로그래밍된 '내면아이'를 찾아보고, 그 아이를 온 마음으로 위로하고 다독이며 내 안의 상처를 치유한다.

- 가장 중요한 것은 상황을 바꾸는 것이 아니라, 상황에 대한 나의 감정을 바꾸는 것이다.

매사에 감사할 줄 아는 마음

퇴근 후 우울한 대리는 회사에서 조금 떨어진 조용한 하우스맥주집에서 탁월해 팀장과 마주 앉았다.

"아까 우 대리가 회의시간에 나 때문에 곤란한 상황이 된 게 아닌가 싶어서 자꾸 신경이 쓰이네."

"아, 아닙니다. 팀장님, 별 말씀을요."

"한 팀장님 성격이 보통이 아니시던데, 우 대리가 힘들겠어요. 지난번에 내가 빌려준 책을 보면 상처도 나중엔 자산이 될 수 있다고 하더라고요. 한 팀장님 말씀 일일이 마음에 담지 말고, 이게 다 나를 단련시키는 자산이라 생각해요. 본인이 편하게."

"네, 감사합니다."

"그런데, 우 대리가 아까 회의시간에 가져온 성분표와 테스트 검사 자료들을 쭉 훑어봤는데, 보고서 내용이 좋던데요. 우 대리가 좀 더 자신감 갖고 브리핑했어도 좋았을 텐데, 하필 한 팀장님이 말문을 막는 바람에 안타깝더라고요."

"아닙니다. 제가 잠시 딴생각을 하다 머뭇거린 거라⋯."

"오우, 아니에요! 우 대리 덕분에 우리가 타사 브랜드와 차별화된 마케팅 방향을 잡았어요. 우리 원료가 미국 FDA나 우리나라 식약청 안전 기준보다 훨씬 더 엄격한 독일 유기농 인증을 받았으니, 이걸 부각시켜보죠. 포인트는 잔류농약 걱정 없는 철저한 유기농, 안전하고 믿을 만한 원료! 임산부나 아토피 질환자도 안심하고 쓸 수 있다는 점을 PR하고, 매장 구성도 쇼핑과 에코, 건강, 문화 등을 결합한 라이프스타일센터로 만드는 거예요."

"아, 좋은 생각이십니다. 제가 만든 자료인데도 전 미처 생각지 못했는데, 팀장님은 슬쩍 보시고도 바로 캐치하시다니, 상당히 예리하시네요. 지금 매장 개설 구상 중이었는데, 참고하겠습니다."

두 사람은 업무 이야기부터 시작해 일상의 신변잡기에 이르기까지 화기애애하게 대화를 이어갔다. 분위기가 무르익자 탁 팀장은 우 대리에게 허심탄회한 속마음을 이야기한다.

"근데, 우 대리. 내가 볼 때 우 대리는 성실하고 진중하고 배려심도 깊고 업무 능력도 좋은데, 마음이 좀 약한 것 같아서 안타깝더군요. 사람 좋다는 '예스맨 이미지' 때문에 우 대리가 너무 과중한 업무에 시달리고, 스트레스를 받는 것 같아요. 지난번에 우연히 우 대리가 힘들어하는 모습을 봤어요. 아직 앞날이 창창한데, 조금만 스트레스 관리에 신경 쓰면 우 대리가 사회생활 하는 데 훨씬 수월할 거예요."

"스트레스 관리요? 그런 걸 가르쳐주는 학원이 있다면야 당장이라도 가서 배우고 싶죠. 그럼, 팀장님은 스트레스 관리를 어떻게 하세요?"

"저는 예전에 미국 유학 시절에 〈오프라 윈프리 쇼〉란 프로그램을 본 적이 있었어요. 저도 대학 졸업 후 한국에서 사회생활을 하다 군대식 조직문화가 좀처럼 적응이 안 돼서 미국 유학을 떠났던 건데, 막상 외지에서 혼자 공부하고 생활하면서 많이 힘들더군요. 그때 오프라 윈프리가 한 말이 참 인상적이고 감명 깊었죠."

"아, 그러셨군요. 어떤 말이었습니까?"

"시련을 겪으면서도 항상 자신의 현재에 감사하고, 외적인 것에 의존하지 말고, 주위 사람들에게 친절하되 굳이 호감을 얻겠다고 애쓰지 않으며, 진심으로 원하는 일이 있으면 절대 포기하지 말라는 말…."

"아, 그래서 제게도 예스맨일 필요가 없다고 말씀해주신 거군요. 현재에 감사하라, 이 단순한 진리를 여태 잊고 살았네요."

"그렇죠. 그때부터 저도 항상 감사하며 살자고 생각했어요. 사회에 적응 못한 낙오자 신세를 불평할 게 아니라, 더 넓은 견문을 익히고 원 없이 공부할 수 있는 기회를 주서서 감사하다고. 학업이 너무 어렵고 따라가기 힘들 땐, 쉽게 얻을 수 있는 거라면 굳이 이 먼 태평양 건너까지 공부하러 올 필요가 있었겠냐며, 공부가 어려운 만큼 내 배움의 깊이가 깊어지는 것에 감사하자고. 감사하자, 감사하자 생각하니, 내가 누리는 게 얼마나 많고, 얼마나 소중한지 알겠더라고요. 그래서 더 시간 관리도 철저해진 거고."

"아, 대단하시네요. 팀장님께서 업무 능력이 뛰어나신 이유가 다 있었군요. 자기관리도 철저하시지만, 마음 컨트롤도 뛰어나신 거 같아요."

"마음 컨트롤이라기보다는 마음의 목소리를 경청해야 돼요. 그렇다고 자기연민 같은 감상에 빠져서도 안 되고! 당장 내가 처한 힘든 현실을 바꿀 수 없다면, 내 마음을 다독이면서 내가 가진 것들에 감사하며 스스로를 일으켜 세워야 해요."

"네, 저도 팀장님 말씀대로 항상 감사하는 마음을 갖도록 해야겠어요. 감명 깊은 말씀, 정말 감사합니다."

기분 좋은 술자리가 끝나고 집으로 돌아온 후에도 우 대리는 탁 팀장의 말에 깊은 울림을 느낀다. 마치 새로운 진리를 얻은 듯이 눈이 확 뜨이고, 알 수 없는 흥분감과 전율마저 느끼게 된 우 대리는 지금껏 초라하다고 여겼던 자신의 과거를 감사의 시선으로 다시 돌아본다. 그러자 그동안 스스로를 나약하고 무기력한 인간으로 취급했던 자신의 모습이 보인다. 우 대리는 자신의 내면에 진심으로 사과하는 한편, 존재의 소중함에 감사하기로 마음을 고쳐먹는다.

신제품 출시를 앞두고 박차를 가하는 경영기획팀. 브랜드 론칭 행사 준비와 제품 공정 관리로 전 직원이 바짝 긴장한 모습이다.

이 상황에서 우 대리는 신규 브랜드 매장 개설을 협의하느라 서울 시내 할인점을 돌고 있는데, 권역별 거점지역 15군데에 먼저 개설하기 위해 매장 위치나 구조 등을 살피는 중이다.

"다녀왔습니다. 팀장님! 합정, 잠실점만 구조상 3층 매장 에스컬레이터 가까운 쪽에 설치하기로 했고, 나머지는 2층에 개설하는 걸로 협의 끝냈습니다."

"그래? 돌아오는 휴무일에 기존 진열대 철수시켜서 공간 비우라고 해둬. 나중에 시공 들어가기 전에 딴소리 못 하게 하고!"

자리로 가려던 한성질 팀장은 돌아서서 다시 한 번 직원들을 향해 채근한다.

"박일만이! 얼른 홍보팀 가서 네이밍이랑 디자인 시안 뽑아 갖고 오고, 정 과장은 지난번에 콘셉트 스크리닝한 거 토대로 론칭 일자까지 소비자 커뮤니케이션 전략을 어떻게 할지, 계획 서둘러! 다들 명심해! 이 프로젝트는 우리가 메인이야! 홍보팀은 우리가 시키는 대로 포장이나 잘하면 돼. 알아듣나?"

한 팀장은 자신보다 나이도 어리고, 근무 경험도 짧은 탁 팀장의 전략대로 마케팅 방향과 매장 전개 방향이 흘러가는 게 내심 언짢고 자존심이 상해 일부러 더 큰소리를 친다. 밥그릇을 빼앗긴 개마냥 잔뜩 신경질이 난 한 팀장, 시비 걸 데 없나 두리번거리던 도중 눈에 거슬리는 표적을 발견한다.

"야, 인마, 우 대리! 이 자식 홍보팀 스파이였어? 홍보팀 마케팅 보고서를 왜 네가 손대고 있어? 요새 아주 건들건들 다니더니 다 믿는 구석이 있어서 그랬군! 탁월해가 뒤라도 봐주겠대?"

탁 팀장이 보내준 계획서를 보면서 매장 구성을 고민하고 있던 우 대리는 생각지도 못했던 한 팀장의 힐난에 불쾌하고 당황스러웠지만, 초조감과 불안감을 감추지 못하던 한 팀장의 모습이 일순간 안쓰럽고 애처롭다는 생각이 든다. 이참에 탁 팀장에 대한 한 팀장의 쓸데없는 견제도 막고, 오해도 풀 겸 차분하게 한 팀장에게 말을 건넨다.

"팀장님, 이건 매장 구성과 디자인 콘셉트에 도움을 받으려고, 제가 홍보팀 탁 팀장님께 부탁드려서 받은 겁니다. 내용을 보니까 우리 팀과 공유하면 좋을 만한 것들이 많이 있네요. 미국 FDA보다 강화된 기준과 엄선한 원료로 제품의 신뢰를 높이고, 소비자들이 건강과 에코에 대한 정보를 나누고 교감할 수 있는 문화공간을 만드는 것을 매장 콘셉트에 반영하려고 합니다. 계획서를 보니 커뮤니케이션 전략도 홍보팀에서 다양하게 준비하고 있네요. 팀장님, 오해가 있으셨다면 푸세요. 이 계획서를 우리 팀 전체 직원들과 함께 공유할 수 있게 홍보팀에 협조를 구해보겠습니다. 진행해

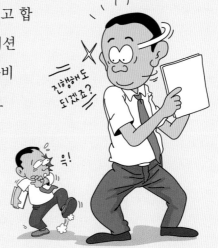

도 되겠죠?"

"어… 그… 그러… 지."

평소와는 너무도 다른 우 대리의 모습에 한 팀장 본인은 물론이고 사무실 전 직원이 놀란 듯하다. 차분하지만 다부진 모습에 할 말을 잃은 한 팀장은 우 대리가 나가는 뒷모습을 뚫어지게 바라보며 서 있다. 그동안 알던 우 대리가 맞나 싶다.

03

스트레스
해소를 위한
마음 근육 키우기

부정적 감정 없애기

지금까지 살펴본 내용들이 본격적인 마음 관리 전 준비운동에 해당하
는 단계였다면, 이제부터는 마음을 다스리고 마음의 힘을 키우기 위한
구체적 방법들을 살펴보고자 한다.

다시 한 번 강조하지만, 자신의 마음을 살피며 상처에 깃든 감정에 이
름을 붙이고, 마음속 상처받은 '내면아이'를 위로하고 보듬으며 치유의
경험을 느껴보기 바란다.

그 과정에서 눈물이 솟구치기도 하고, 깊은 한숨을 토해낼 수도 있으

며, 가슴 밑바닥부터 후련해지는 느낌이 들기도 할 것이다. 이런 변화를 겪고 나면 마음이 훨씬 편안해지고 스트레스에 대한 민감도도 적어지게 된다.

그런데 자신의 상처받은 어린 마음을 온전히 받아들이고 위로하려 해도 그 상처가 너무 커서 잘 치유되지 않는 경우도 있다. 그렇다면 이제부터 소개할 기법들에 더욱 주목해서 실행해보기 바란다.

① 공중 분리 기법

공중 분리 기법은 부정적 감정을 없애는 데 가장 많이 활용되는 방법이다. '분리'라는 말에서 짐작할 수 있듯, 부정적 사건 당시로부터 멀어지게 하는 방법이다. 예를 들어, 과거에 뱀을 눈앞에서 보고 깜짝 놀라서 엄청난 공포를 느꼈다면, 그때 당시 뱀을 봤던 현장, 그때 당시의 눈높이에서 벗어나게 하는 것이다. 마치 비행기 높이에서 뱀을 내려다보는 것처럼 자신의 일이 아닌 양 편안하게 바라보게 함으로써 공포심을 없애주는 기법이다. 이를 제3자적 관점이라고 표현하기도 한다.

우리는 현장에서 느끼던 감정 그대로를 마음에 지닌 채 살아가기 때문에 그 감정을 쉽게 떨쳐내지 못하지만, 공중 분리 기법을 잘 활용한다면 공포심이나 부정적 상황을 이겨낼 수 있을 것이다.

첫째, 힘들고 안 좋은 경험에 의해 부정적 정서를 느끼던 당시의 상태를 떠올려보고 다시 그 감정을 느껴보라.

- 당신은 어떤 기분 상태에 있는가? 기분이 나쁘다면 어떻게 나쁜가? 불쾌한가? 슬픈가? 화가 나는가? 짜증이 나는가? 억울한가? 자존심이 상하는가?

- 그때 당시 어떤 옷을 입었는가? 어떤 상태에서 어떤 행동을 하고 있는가?

- 그 공간에 다른 사람들도 있는가? 있다면 그들은 어떻게 행동하고 무엇을 말하는가?

- 함께 있는 모든 사람들의 표정을 마음의 눈으로 바라보고, 그들의 목소리를 마음의 귀로 들어라. 최대한 실감나게 자신의 상상력을 동원하여 그 상태에 몰입하라.

둘째, 안 좋은 상황에 몰입된 상태에서 갑자기 자신의 몸에서 내가 빠져나오는 것을 상상하라. 몸에서 빠져나온 또 다른 나는 천장 높이에서 자신과 그 상황을 내려다보고 있다고 상상하라.

- 자신이 어떻게 보이는가? 어떤 표정을 짓고 있는가? 소리는 어떻게 들리는가?

- 함께 있는 사람들의 모습이나 표정은 어떠한가? 소리는?

- 최대한 상상력을 동원하여 그 상황을 상상 속에서 보고 들어라.

셋째, 이번에는 좀 더 높은 곳으로 올라가보자. 아파트 10층 높이에서 자신
의 모습을 내려다보라.

- 조금 전보다 훨씬 작게 보일 것이다. 작아서 잘 보이지 않지만, 그래도
  저 아래의 상황을 느껴보자.

- 어떻게 보이는가? 표정은 어떠한가? 소리는 어떻게 들리는가?

- 함께 있는 사람들의 모습이나 표정은 어떠한가? 소리는?

넷째, 이젠 더 높이 올라가서 비행기 높이에서 자신의 모습과 그 상황을 내
려다보라.

- 이젠 너무 멀어서 잘 보이지 않을 것이다. 그래도 저 아래의 상황을 느
  껴보자.

- 어떻게 보이는가? 표정은 어떠한가? 소리는 어떻게 들리는가?

- 함께 있는 사람들의 모습이나 표정은 어떠한가? 소리는?

- 아마도 조금 전보다 감정적으로 훨씬 편하게 느껴질 것이다.

다섯째, 좀 더 높이 올라 대기권을 벗어나서 지구를 보라. 지구가 공처럼 작
게 보일 정도로 멀리 가라.

- 이제는 더 멀리, 태양계를 벗어나 지구가 잘 보이지 않을 때까지 이동
  해서 지구 안에 있는 자신의 모습을 상상해보라.

- 은하계를 벗어나, 아무 것도 보이지 않을 때까지 벗어나 그 감정을 느끼던 당시의 모습으로부터 완전히 분리시켜라.
- 지구의 나와 그 상황을 보려 해도 보이지 않을 것이다. 이제는 시선을 좌우로 돌려서 끝없이 펼쳐진 우주를 바라보라.

여섯째, 심호흡을 한 후 우주의 공기를 마음껏 마시고 느껴보라.

- 이제부터는 편안한 마음으로 좋아하는 노랫소리를 마음의 귀로 들어보라. 또는 좋아하는 형상을 그려보고 마음의 눈으로 즐겨라.
- 행복하거나 기분 좋은 상태에 이르는 데 도움이 되는 것이 있다면 무엇이든 활용하여 상상 속의 나를 한껏 행복하게 만들어라.

일곱째, 다시 사건 현장으로 내려와서 원래의 모습이 어떻게 보이는지 확인해보라.

- 당시의 모습은 어떻게 보이는가? 그리고 기분은 어떠한가?
- 처음의 상태와 어떻게 얼마나 다른가?
- 아마도 처음보다 훨씬 더 편안한 감정 상태로 변화되어 있을 것이다.

➕ Tip   오감을 활용한 상상

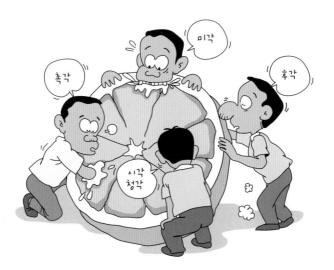

상상할 때는 반드시 오감을 활용해야 한다. 오감을 통해 상상하면 우리의 뇌는 실제와 상상을 구분하지 못한다. 실제 상황도 결국은 오감을 통해 정보로 바뀌어 뇌에 입력되기 때문이다. 레몬을 입에 넣는 상상을 해보자. 침이 나오는 사람도 있고, 그렇지 않은 사람도 있을 것이다. 그러나 오감을 총동원해서 상상하면 실제처럼 모든 사람이 침을 흘리게 된다.

• 반으로 잘린 레몬을 오른손에 들고 있다고 상상해보자. 마음의 눈으로 레몬이 잘린 단면의 노란색을 바라보자. 그리고 그 표면의 오톨도톨한 부분을 자세히 들여다보자. 손에 전해지는 레몬의 무게감도 느껴보자.

- 손으로 레몬 껍질을 부드럽게 문질러서 표면의 감각을 느껴보자. 차가 우면서도 약간 딱딱한 레몬의 껍질을 마음의 눈으로 바라보자.

- 레몬을 얼굴 가까이 가져온 다음 손에 힘을 주어 레몬을 살짝 짜보자. 레몬의 단면에서 알갱이가 톡 터지며 레몬즙이 토도독 소리를 내고 튀 어오를 것이다. 그 소리와 그 모습을 느껴보자.

- 새콤달콤한 냄새와 함께 차가운 레몬즙이 얼굴에 튀는 감촉을 느껴보 자. 그리고 코에 대고 레몬즙의 냄새를 맡아보자.

- 이제 혀를 살짝 내밀어서 레몬즙의 새콤달콤한 맛을 느껴보자.

이렇게 상상해보면, 마치 실제와 같이 뇌에 입력이 되어서 침이 고이게 된 다. 이렇게 오감을 이용해서, 즉 시각·청각·후각·미각·촉각을 이용해서 상상을 해야만 실제 감정이 생기고, 그래야만 이러한 기법들이 더 효과적 이다. 자, 이제부터 오감을 충분히 느낄 수 있는 연습을 해보자.

② 영화관 기법

영화관 기법이란 마치 영화관에서 영화를 보듯이 문제 상황을 거리를 두고 바라보면서 분리시키는 기법이다.

첫째, 영화관 스크린 속의 주인공으로서, 곤경에 처해 부정적 상황을 경험하 는 장면을 상상하라.

- 공중 분리 기법과 마찬가지로 감각을 충분히 활용해 시각, 청각, 촉각
  의 차원을 모두 느껴라.

- 무엇이 보이며, 무슨 소리가 들리는가?

- 어떤 접촉감과 움직임이 있으며, 느낌은 어떠한가?

둘째, 주인공 상태의 스크린 속에서 빠져나와서 객석 중앙으로 가라. 그리고
　느긋하게 앉아 영화 관람을 준비하라.

- 편안하고 안락한 의자에 앉아서 팝콘이나 오징어 등 자신이 좋아하는
  음식을 먹고 마시는 상황을 상상하라.

- 이제 자신이 나오는 영화를 볼 준비를 하라. 기분이 어떠한가?

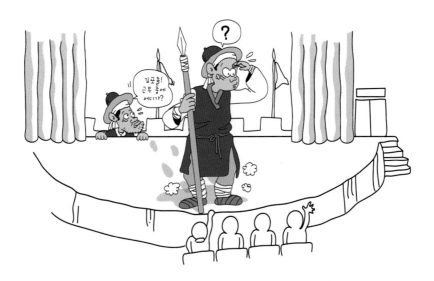

셋째, 잠시 후 영화가 상영된다. 당신과 동일하게 생긴 주인공이 등장하여
　　연기하는 모습을 보라.

- 그는 어떤 옷을 입었으며, 어떤 표정으로 연기하는가?

- 그는 어떤 목소리로 말을 하며, 함께 등장하는 다른 사람들이 있는가?

- 그는 어떤 대사를 하며, 어떤 행동을 하는가?

- 그때 주인공은 무엇을 느끼거나 어떤 기분에 젖어 있는가?

- 최대한 오감을 활용하여 그 상황을 실감나게 느껴보라.

넷째, 영화가 진행되는 동안에 갑자기 '찌지직' 소리가 들리면서 영화가 멈
　　춘다.

- 갑자기 실내등이 켜지고 관객들이 여기저기서 웅성거린다.

- 다시 영화가 이어지는데 필름을 붙여놓은 부분이 '찌지직' 하면서 화면
　에 스크래치가 그어져 있고, 필름 상태가 좋지 않다.

- 그러나 영화는 끝까지 상영되었고, 그때 갑자기 필름이 되감기면서 화
　면이 거꾸로 돌아가기 시작한다.

- 거꾸로 돌아가는 영화의 장면을 보라.

- 사람이 뒤로 걷는 모습이 어떻게 보이며, 거꾸로 말을 하는 소리가 어
　떻게 들리는가?

- 필름이 되감기면서 스크린 속 장면이 어떻게 보이는가?

다섯째, 객석에서 일어나서 뒤쪽의 영사실로 자리를 옮기는 상상을 하라.

- 당신은 이제 영사기사가 되었다. 영사기사의 역할은 영화필름이 정상
  적으로 작동하고 영화가 제대로 상영되도록 하는 일이다.
- 오늘 객석에 손님이 얼마나 왔는지 보라.
- 이제 영화를 상영할 준비를 하라. 영화필름을 영사기에 걸고 스위치를
  켜라. 그리고 필름이 돌아가도록 하라.

여섯째, 저 멀리 보이는 스크린에서 영화가 어떻게 상영되는지 지켜보라.

- 관객의 반응을 살펴라.
- 스크린에 등장하는 주인공의 모습과 표정과 목소리를 살펴보라.

일곱째, 순간적으로 필름이 끊겨버렸다. 얼른 테이프를 붙여서 필름을 다시
        잇도록 하라.

- 필름을 이은 곳의 상태가 불량하여 찌지직 소리가 나고, 음질도 좋지 않
  으며, 화질도 나쁘다. 그런 식으로 필름을 몇 번 더 잇도록 하라.

여덟째, 영화 상영이 다 끝나면 이번에는 되감기를 하면서 돌려보라.

- 모든 상황이 거꾸로 진행되는 모습을 보라. 소리도 이상하게 들리고 모

든 움직임이 반대로, 거꾸로 진행되는 모습이 어떻게 보이는가? 우습지 않은가? 이상하지 않은가?

- 그런 가운데 다시 필름이 끊어지는 모습, 찌지직 하는 모습과 소리를 다시 들어볼 때, 관객들의 반응이 어떤지를 살펴보라.

아홉째, 이제 처음의 기억이나 느낌이 어떠한지를 살펴보고 느껴보라.

③ 미술관 기법

미술관 기법은 문제 상황을 미술관의 그림처럼 전시해놓은 상태에서 바라보고 해결을 시도하는 방법이다. 이를 위해서는 좋아하는 사람이나 경치, 장면을 그대로 옮겨놓은 사진 또는 그림을 확보해야 한다.

첫째, 없애고 싶은 기억을 정하고, 오감적 차원에서 생생하게 묘사하고 상상하라.

- 결정적인 순간이나 장면을 사진으로 찍고 그 사진(A)을 액자에 넣어라.
- 좋아하는 사람, 장면, 모습을 담은 사진을 크게 찍고 그 사진(B)을 액자로 만들어라. 그리고 그것을 미술관에 전시하라.

둘째, A사진을 손에 들고 미술관에 가라.

- 미술관에서 B사진 옆의 빈자리에 A사진을 걸어놓아라.

셋째, A사진에서 10미터 정도 물러서서 사진을 보라.

- 상상 속에서 A사진의 사이즈를 반으로 줄여라.

- 다시 반으로 줄이고 또 줄여라.

- 컬러를 제거하고 흑백으로 만들어라.

- 흑백에서 흑색, 백색을 제거하도록 하라.

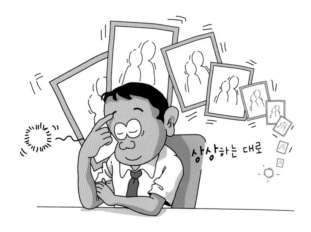

넷째, A사진을 작은 점으로 만든 다음 그 점을 바라보라.

- '하나, 둘, 셋!' 하면서 크게 입김을 불어 그 작은 점을 날려버려라.

다섯째, 바로 그 순간에 옆에 있던 B사진이 크게 확대되어서 A사진의 자리
　　　　를 완전히 덮어버린다.

- 이제 B사진으로 완전히 덮인 모습을 보면서 B사진 속으로 들어가라.

- 심호흡을 하면서 B사진의 느낌이나 기분을 충분히 느끼고 경험하라.
　기분이 완전히 바뀔 때까지….

여섯째, 이제 원래 없애고 싶었던 기억의 장면을 생각하고 다시 그 기분을
　　　　경험해보라.

- 처음과 어떻게 달라졌는가?

➕Tip　부정적 감정을 없애는 다양한 기법의 원리

- 오감을 통해 들어온 경험, 즉 심리적 상처의 원인이 되는 경험은 나쁜
  감정과 함께 잠재의식에 프로그래밍되는데, 한번 프로그래밍된 상처는
  언제든지 현재의식으로 올라와 우리를 예민하게 만들고, 큰 스트레스
  를 받게 만든다.

- 오감을 최대한 활용한 상상을 통해서 심리적 상처를 충분히 실제처럼
  느낀 뒤 그때의 감정을 불러내면, 우리의 뇌는 그때로 되돌아간 것 같
  은 착각을 일으킨다.

- 그 상태에서 제삼자 입장에서 바라볼 수 있도록 공중 분리 기법, 영화관
  기법, 미술관 기법 등을 통해 상상 속에서 그 상황을 벗어나게 만들어

부정적 감정이 줄어들게 한다.

- 그렇게 하면 실제가 아닌, 상상만으로도 뇌에서 부정적 감정이 없어 진 것으로 받아들이게 만들어 잠재의식에 남아 있던 프로그래밍이 바 뀌게 된다. 이렇게 바뀐 프로그래밍은 과거의 상처받은 감정이 치유되 는 발판을 마련해준다. 그래서 훨씬 마음이 편안해지고, 스트레스를 적 게 받게 된다.

예) 심하게 화를 내던 직장상사에 대한 충격으로 그 사람을 보거나 이야 기만 들어도 경직이 되고, 함께 일하는 게 너무 힘들다.

→ 오감을 통한 상상으로 그 충격과 감정을 다시 한 번 느끼면서 공 중 분리 기법을 적용해보자. 그 과정에서 그때 상황을 편안하게 느 껴지게 만들면, 그 사람을 다시 보았을 때 느낌이 훨씬 달라져 있 을 것이다.

나만의 '행복 열쇠' 찾기

아주 오래전 일이다. 어느 방송에서 마음과 관련된 다큐멘터리를 보았 는데, 정말 믿지 못할 장면이 나왔다. 오이를 먹지 못하는 여학생이 출연 한 것이다. 그 여학생은 오이의 냄새에 극심한 과민 반응을 보였다. 그렇 게 된 지는 약 10년쯤 되었다고 하는데, 무슨 일이 있었는지는 모르지만 오이 냄새 때문에 10년째 오이를 전혀 먹지 못했다고 하였다.

제작진이 그 여학생에게 김밥을 건네자, 그녀는 김밥 안에 든 오이 냄새 때문에 구토를 하기 시작했다. 이번엔 그 여학생 앞에서 오이를 반으로 부러뜨렸더니, 다시 심한 기침과 함께 구토를 일으키려 했다.

제작진은 아주 전문적인 고도의 심리 기법을 통해 그녀의 상태를 바꿔보기로 했다. 심리치료 전문가는 그녀에게 여러 가지 방법을 사용했다. 시간이 지난 후 제작진은 그 여학생에게 다시 오이를 가져다주는데, 그녀의 표정이 바뀌었다. 종전과는 다르게 오이를 피하지 않고 그냥 바라보고 있었다. 그런데 이게 웬일인가? 그녀가 오이를 집어 들더니 아작아작 소리를 내며 맛있게 먹는 것이었다. 그리고 이렇게 말했다.

"신기하게도 오이한테서 나던 나쁜 냄새가 없어졌어요. 냄새만 안 나면 먹을 수 있어요."

믿지 못할 이 광경이 전해주는 분명한 의미는 바로 상황이 달라진 것은 없지만, 상황을 대하는 그 학생의 마음이 바뀌면서 오이에 대한 거부 반응을 극복했다는 것이다.

오이가 변하지 않는 것처럼, 우리의 외부 환경도 거의 변하지 않는다. 즉 가정환경이 갑자기 바뀌거나 직장에서의 골치 아픈 문제들이 갑자기 변하는 일은 거의 없다. 하지만 그 여학생이 오이에 대한 마음을 바꾼 것처럼, 자신을 힘들게 하는 현실을 바라보는 마음을 바꾼다면 어떤 일이 벌어질까? 아마도 어려운 현실을 대하는 자신의 감정이 달라지면서 지금보다 훨씬 더 행복해질 수 있을 것이다.

그렇다면 어떻게 자신의 마음을 바꿀 수 있을까?

마음의 작용에 대한 연구를 해왔던 필자는 그 방송에서 사용했던 심리 기법을 찾아 공부하기로 하였다. 그 기법은 'NLP neuro-linguistic program-ming'라는 아주 강력한 심리 기법이었다. 그 공부를 통해 마음을 바꾸는 여러 가지 방법들을 알게 되었는데, 그중에서도 누구나 쉽게 배워서 사용할 수 있는 '앵커링 anchoring 기법'을 소개하고자 한다.

이 '앵커링 기법'에 대한 설명에 들어가기 전에 먼저 우리가 잘 알고 있는 파블로프의 조건반사 실험에 대해 잠시 살펴보도록 하자.

① 조건반사 활용하기

1890년경 러시아의 생리학자인 이반 파블로프는 아주 재미있는 실험을 하였다. 개에게 먹이를 줄 때마다 종을 쳐서 종소리를 듣게 했다. 이를 여러 번 반복하자 개들은 먹이 없이 종소리만 들어도 저절로 침을 흘리게 되었다. 이 실험이 그 유명한 파블로프의 조건반사 실험이다.

그런데 이 조건반사는 동물에게만 해당되는 것이 아니다. 인간도 동물과 같이 똑같은 조건반사를 가지고 있다. 이러한 조건반사를 어떻게 사용하느냐에 따라 우리는 큰 행복을 불러올 수도 있고, 불행에 빠질 수도

NLP : 신경언어 프로그래밍, 신경언어학을 기반으로 하여 적극적 사고를 돕는 기법이다.

있다. 믿기지 않는다면, 다음의 몇 가지 예를 살펴보자.

많은 사람들에게 첫사랑의 추억은 특별하다. 첫사랑의 연인과 함께 지냈던 시절을 추억해보라. 만일 항상 같이 갔던 찻집에서, 항상 같은 음악을 들으며, 함께 차를 마셨던 기억들이 있다면 이미 그 자체로서 뇌에 조건반사가 걸려 있는 것이다. 시간이 흐른 후 혼자 그 찻집에서 그 음악을 들으며 차를 마신다면 어떤 감정이 들겠는가? 아마도 첫사랑과 함께 보내던 그 시절의 감정에 푹 젖어들 텐데, 이것이 바로 뇌의 조건반사 결과다.

반대로 나쁜 조건이 걸린 경우도 있다. 어떤 사람을 만났을 때 그 사람이 특별히 나에게 나쁘게 대한 것도 없는데, 이상하게 기분이 나빠지는 경우가 있다. 아마 다들 이런 경험이 한두 번쯤은 있을 것이다. 이 경우 역시 뇌에 조건반사가 걸려 있기 때문이다. 과거에 겪었던 기분 나쁜 사람과 비슷한 말투였거나, 비슷한 인상이었거나, 아니면 스타일이나 화장품, 향수 냄새 등 무언가 기분이 나빠질 만한 조건이 걸려 있었던 것이다.

이런 조건반사에 의해 우리의 감정은 자주 바뀐다. 어느 세미나에서 만났던 한 여성의 경우도 그러했다. 첫사랑의 추억을 잊지 못하는 그녀는 아직도 첫사랑 남자가 사용했던 향수 냄새만 맡으면 기분이 좋아진다고 했다. 그래서 그녀는 새로운 남자친구가 생길 때마다 똑같은 향수를 선물한다고 했다. 영문도 모르고 향수를 선물받는 새 남자친구가 왠지 측은하게 느껴질 수도 있지만, 이 같은 행동이 바로 뇌에 걸린 조건반사에 의한 것이다.

이러한 조건반사의 작용을 이용해 일부러 좋은 조건을 뇌에 걸어두고 언제든 필요할 때마다 불러내 사용할 수 있게 한다면, 절망의 순간에서 큰 도움을 받을 수 있을 것이다. 그 방법이 바로 앞서 언급한 앵커링 기법이다. '앵커링'은 '닻을 내린다'는 뜻으로, '조건을 건다'는 의미로 보면 된다.

② 앵커링의 첫 단추, 행복한 순간 찾기

그렇다면 '앵커링'은 어떻게 만들 수 있을까? 먼저 아주 편안하고 행복하다고 느꼈던 순간을 찾아야 한다.

여러분의 생활 속에서 최근 가장 기쁘고, 행복하고, 편안한 감정을 느꼈던 적은 언제인가? 대부분의 환자들은 기쁘거나 행복했던 일이 없었다고 답하지만, 로또라도 당첨되어야만 행복한 일로 여기는 것 자체가 큰 착각이다. 우리는 아주 사소한 것만으로도 행복하고, 기쁘고, 편안한 감정을 충분히 느낄 수 있기 때문이다.

가끔 아내가 행복과 감동의 눈물을 흘릴 때가 있다. 텔레비전에서 방영되는 노래경연대회 프로그램에서 멋진 노래를 듣는 순간이다. 가수가 노래에 푹 빠져 열창하는 모습을 보면서 아내는 감동의 눈물을 흘린다.

아주 사소한 듯 보이는 텔레비전 속 가수의 노래 한 곡이 아내의 마음에 큰 감동과 기쁨, 행복을 주는 것이다.

또한 필자가 아는 지인 중 한 분은 아직 어린 자녀들에게서 행복을 얻는다. 퇴근해서 집에 들어갈 때 아이가 뛰어나와 안기는 순간, 그분은 세상에서 가장 큰 행복을 느낀다고 한다.

그렇다. 우리는 아주 사소해 보이는 상황만으로도 인생의 행복을 느낄 수 있다. 영화를 보거나, 텔레비전 드라마를 보거나, 책을 읽거나, 강의를 듣다가 가슴 찡한 감동과 행복을 느낄 수 있다. 그런데 문제는 그 행복의 순간은 기억하기 쉽지 않다는 것이다. 감동, 기쁨, 행복의 감정이 느껴지는 순간이 너무도 짧기 때문이다. 보통 1~2분 정도가 지나면 그러한 감정은 거의 사라진다. 반면 걱정, 불안, 분노, 우울의 감정은 몇 시간, 며칠씩 남아서 우리를 짓누른다. 그래서 우리는 행복한 순간을 잘 떠올리지 못할 때가 많다.

앵커링 기법을 잘 익히면 짧은 순간의 행복을 놓치지 않고 자신의 몸에 조건을 걸어 붙잡아둘 수 있다. 짧게 지나치는 그 순간들이야말로 우리가 억만금을 줘도 살 수 없는 가장 귀중한 보물이다. 행복한 순간을 최대한 느끼고, 힘들 때마다 되새김질하며 그 감정을 다시 불러낼 수 있도록 조건을 걸어 잡아두는 방법을 알아보도록 하자.

③ 당신만의 '행복 열쇠'

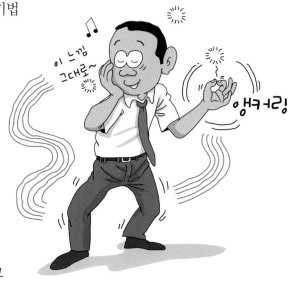

이제 본격적으로 앵커링 기법에 대해 알아보자. 먼저 행복하고 편안한 감정, 혹은 감격스럽고 가슴 벅찬 감동을 느끼는 순간이 찾아오면, 마음속으로 '앗! 지금이다!'라고 외친다. 바로 행복한 감정에 휩싸인 순간이 찾아온 것을 알아차리는 것이다. 그리고 그 순간에 왼손의 엄지와 검지를 맞대어 동그랗게 만든 상태로 행복한 감정을 마음 깊이 느낀다. 시간이 좀 흐른 뒤 행복한 마음이 수그러들면 손가락을 뗀다.

이 과정을 몇 차례 반복하면, 왼손의 엄지와 검지가 맞닿았던 손가락의 감각과 근육 움직임에 '조건(앵커)'이 걸리게 된다. 마치 파블로프의 조건반사처럼, 개가 종소리만 듣고도 침을 흘리게 되는 이치와 같다.

엄지와 검지를 붙였다 떼는 아주 단순하고 쉬운 동작이지만, 기쁘고 행복한 감정이 들 때마다 지속적으로 반복하면 '조건'의 강도는 점차 강해진다. 이렇게 행복한 감정과 신체 일부의 감각 또는 근육 패턴을 꾸준하게 조건화시킴으로써 우리는 언제든 꺼내 쓸 수 있는 자기 자신만의 '행복 열쇠'를 갖게 되는 것이다.

마음이 불안하거나 화가 날 때 또는 기분이 축 처지고 우울할 때, 그 감정을 빨리 바꾸고 싶은데 감정에서 헤어나기 힘들 때가 있다. 그럴 때 바로 이 '행복 열쇠'가 필요하다.

먼저 눈을 감고 여러 번 심호흡을 한다. 그리고 기존에 만들어놓은 조건대로 엄지와 검지를 맞댄다. 그러면 손가락 감각과 근육 패턴에 각인된 행복한 감정이 조건반사처럼 서서히 일어나면서 마음이 편안해지고 행복해진다. 그 과정은 그렇게 오래 걸리지 않는다.

이 같은 방법을 통해 부정적 감정을 한 번 물리치고 나면, 우리는 더 큰 성찰을 경험하게 된다. 불과 몇 분 만에 마음이 편안해지면서 그전에 자신이 느꼈던 어려움과 힘든 감정들이 훨씬 더 작게 느껴지기 때문이다. 불안, 우울, 분노의 파도 속에서 허우적거리던 자기 자신을 스스로 건져 올려 거시적 안목으로 바라보게 하는 통찰과 혜안, 바로 이 앵커링 기법이 당신에게 선사하는 '행복의 열쇠'인 것이다.

그런데 조건을 거는 앵커링 기법으로 엄지와 검지를 붙이는 방법이 가장 많이 쓰이긴 하지만, 반드시 그렇게 해야 하는 것은 아니다. 어떤 사람은 왼손 주먹을 꽉 쥐는 사람도 있고, 어떤 사람은 엄지와 새끼손가락을 붙이는 사람도 있다. 자신만의 근육 패턴을 만들어 그곳에 지속적인 조건을 걸어두면 된다. 단, 주의할 것은 평소에 많이 하는 손짓이나 흔한

동작은 조건을 걸 때 사용하지 말아야 한다. 자칫 감정이 섞여버려 앵커링이 되지 않는다. 또 왼손과 오른손을 구분해야 한다. 한 손을 정해놓고 그 손만 꾸준하게 조건을 거는 것이 중요하다. 이렇게 만들어진 '행복 열쇠'는 여러분을 행복으로 이끄는 소중한 재산이 될 것이다.

➕ Tip　상상을 통한 '앵커링' 기법

과거의 기억을 생생하게 떠올리면서 '앵커링' 기법을 사용하면, 긴장된 순간을 극복할 수 있다.

① 어떤 상황에서 '앵커링' 기법이 필요한지를 먼저 생각해본다.

　자신이 힘들어하는 상황을 파악한 후 어떤 문제가 발생하는지 떠올려본다. 예를 들어, 사람들 앞에만 서면 긴장이 되는 상황을 생각해보자.

② 사용할 '앵커'의 소재를 찾는다.

　평소 잘 사용하지 않는 특별한 제스처를 만든다. 왼손의 엄지와 검지를 붙여 동그라미 만들기를 가장 많이 사용한다.

③ 자신이 가장 편안했던 장면이나 경험을 떠올려본다.

　예를 들어, 고향집을 떠올리면 마음에 평온해지면서 안정감이 느껴지던 경험을 기억해낸다.

④ 눈을 감고 그 경험을 상상한다. 이때 충분히 몸과 마음을 이완시키고 시작한다.

'부정적 감정 없애기'의 다양한 기법처럼, 오감을 최대한 활용하여 상상한다. 편안한 기분을 최대한 느끼면서 장면을 생생하게 떠올린다. 예를 들어,

– 나는 지금 나의 고향집 툇마루에 누워 있다. 따사로운 햇살이 나를 비춘다. 아주 편안하다.

– 하늘은 구름 한 점 없이 파랗다. 파란 하늘과 함께 시원한 바람이 내 얼굴을 스치며 지나간다. 그 느낌이 너무나도 좋다.

– 마당에서는 누렁이가 꼬리를 흔들며 다가온다. 내가 누워 있는 옆으로 와서 부드러운 털로 내 팔을 간질이며 앉는다. 나는 누렁이의 머리를 쓰다듬고, 누렁이는 아주 평화로운 눈빛으로 나를 바라보며 꼬리를 흔들어댄다. 너무나도 편안하고 행복한 느낌이다.

– 따뜻한 햇살을 쬐니 점차 내 몸에 온기가 퍼진다. 온몸이 나른해지고 기분이 좋다. 숨을 크게 들이마시니 고향의 기운이 몸 안으로 들어오는 것 같다. 정말 기분이 좋다.

⑤ 편안한 느낌이 절정에 달했을 때 '조건(앵커)'을 건다.

최고조로 그 느낌이 도달할 때까지 차분하게 기억을 회상한다. 그 느낌이 절정에 달할 때 ②번에서 만들어둔 '앵커'를 적용한다.

⑥ 조건화(앵커링)를 확인한다.

> 기지개를 펴고 눈을 뜬다. 서서히 몸을 움직인다. 그리고 조건화가 잘
> 되었는지 확인해본다. 조건화를 확인하기 위해서는 눈을 감고 많은 사
> 람들 앞에 서 있는 자신의 모습을 상상해본다. 실제로 사람들이 많은
> 곳에 가서 느껴보는 것도 좋다. ②번에서 자신이 만든 제스처에 조건
> 이 제대로 걸렸는지 실험해본다. 만일 몸과 마음이 편안해지면서 안정
> 감이 느껴진다면 조건이 제대로 걸린 것이다. 그렇지 않다면 ④번으로
> 되돌아가서 다시 조건화를 시도해본다.

긍정의 에너지 찾기

상황을 긍정적으로 바라보는 방법을 익히는 것은 아주 중요하다. 어떤 어려운 상황이 닥쳤을 때 그 상황을 바라보는 관점에 따라 감정이 달라지기 때문이다. 물론 사람마다 관점이 다르고, 상황을 받아들이는 방식이 다르다. 낙관적이고 긍정적으로 받아들이는 사람은 부정적 감정이 덜 생기기 때문에 스트레스에 덜 민감하다. 그러나 부정적이고 비관적으로 모든 상황을 해석하는 사람은 스트레스를 훨씬 더 많이 받게 된다.

그럼, 어떻게 하면 부정적이고 비관적인 시각을 긍정적이고 낙관적으로 바꿀 수 있을까? 처음부터 타고난 성향이 아니더라도 자꾸 연습하면

바뀐다. 이제부터 소개할 세 가지 기법들을 통해 긍정적이고 낙관적인 시각을 갖는 훈련을 해보도록 하자.

① 생각의 틀을 바꾸고 시야를 넓히는 '리프레임' 기법

아주 맛있는 주스를 마시고 있다. 잠시 뒤에 반 컵 정도 남아 있는 그 주스를 바라보면서 당신은 어떤 생각을 하는가? '겨우 반밖에 남지 않았네!' 하고 부정적으로 생각하는가? 아니면 '아직 반이나 남았네!' 하고 긍정적으로 생각하는가?

당연한 말이겠지만, 사람마다 느끼는 게 다르고 바라보는 관점도 다르다. 이렇게 상황에 대한 사고방식 또는 상황을 받아들이고 느끼는 생각의 틀을 '프레임 frame'이라고 한다. 그리고 그 생각의 틀을 다시 형성시키는 것이 '리프레임 reframe'이다. 즉 관점을 바꿔 긍정적으로 바라보는 연습을 하는 것이 바로 '리프레임' 기법인 것이다.

만일 여러분이 어려운 일을 시도했다가 실패했을 경우, 그 원인을 여러분의 내적 요인에서 찾게 된다면 어떻게 될까? '내 능력이 부족했다', '난 그 일을 해내지 못한다', '나는 실패자다' 따위의 생각을 하는 것은 여러분 자신에게 아무런 도움이 되지 않는다. 잘못되면 새로운 일을 시도할 때마다 자신감 결여로 인한 패배감이나 열등감에 시달릴 수 있다. 그러나 외부에서 원인을 찾고, 그 원인을 제거해 '나는 해낼 수 있다'라는 식으로 생각을 바꾼다면 실패에 대한 마음의 부담도 덜 수 있고, 그 상황을

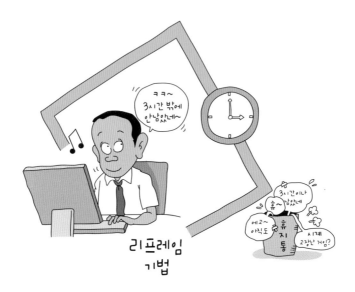

잘 극복해서 새롭게 도전할 의지를 가질 수 있을 것이다.

이렇게 긍정적 관점에서 상황을 바라볼 수 있도록 사고의 틀을 바꾸기 위해서는 처음엔 일단 쉬운 과제부터 접근해 자신감을 얻는 게 중요하다. 그 일을 해낸 자기 자신에게는 충분히 칭찬하고 보상을 한다. 이를 통해 내적 자신감이 충만해졌다면, 해결하기 어려웠던 과제에 다가가도록 한다. 그리고 결과에 대한 원인을 생각할 때, 특히 외부 요인에 비중을 두고 분석해보도록 한다. 그러면 자연스럽게 자신의 문제보다는 외부 요인의 문제로 분석하게 되고, 다시금 할 수 있다는 자신감이 커지게 된다. 이것도 '리프레임' 기법을 통한 치유의 한 가지 방법이다.

가끔 주변을 돌아보면 큰 시련을 겪으면서도 이를 힘들어하기보다는 긍정적이고 낙관적으로 받아들여 슬기롭게 극복해내는 사람들이 있다. 매우 고통스럽고 절망스러운 일을 겪고도 초연한 이들은 스스로 사고의 틀을 '리프레임'하는 능력이 뛰어나다고 볼 수 있다. 다음에 나오는 사례도 그런 경우다.

캘리포니아의 사막은 멀고도 험하다. 어느 뜨거운 여름날, 그의 일행은 캘리포니아의 사막을 지나게 되었다. 그들은 여러 대의 차량에 나눠탄 채 한 줄로 사막을 지나가고 있었다. 한참을 달려 사막의 길에 겨우 익숙해지려던 찰나, 앞차를 따라 달리던 그의 차량이 심한 바람과 모래먼지에 휩싸여 전복되고 말았다. 그리고 그는 의식을 잃었다.

의식을 잃은 그를 구하기 위해 동료들은 긴급구조대에 연락을 했다. 얼마 후 헬기가 도착했고, 그는 심한 부상으로 병원에서 큰 수술을 받아야 했다. 시간이 얼마나 지났을까? 의식을 조금씩 되찾은 그는 죽음 직전까지 갔던 사고 당시의 경험을 먼저 떠올렸다. 죽음을 목전에 둔 채 과거의 삶이 파노라마처럼 이어졌던 그때의 경험을. 훗날 그는 이 순간을 '산뜻한 느낌'이었다고 표현했다.

3일 만에 의식을 되찾고 눈을 떴을 때, 그는 아무 말도 할 수가 없었다. 목에 꽂혀 있는 호스들 때문이었다. 그뿐 아니라 수많은 의료장비들이 그를 지탱하고 있었다. 그가 할 수 있는 것이라곤 눈을 깜빡거리는 게 전부였다. 그는 병상 옆의 어머니를 보았고, 어머니와 눈으로 대화를 했다. 그리고 생각했다.

'내가 다시 살아났구나!'

2006년 7월 2일에 발생한 이 불행한 사고의 주인공은 서울대 지구환경과학부의 이상묵 교수다. 전도유망한 해양학자였던 그는 미국 캘리포니아 공과대학의 초청으로 서울대 학생들과 함께 지질 탐사에 나섰다가 이렇게 끔찍한 사고를 당했다.

그의 부상은 생각보다 심각했다. 목 부위의 척추뼈가 부러진 탓에 네 번째 경추와 그 사이를 지나는 척수가 완전히 손상됐다. 그 결과 팔다리를 전혀 움직일 수 없었고, 어깨 아래로는 아무런 감각도 느끼지 못했다. 그나마 다행인 것은 숨을 쉴 수 있는 신경이 조금은 살아 있어 그 덕분에 숨을 쉴 수 있었다. 시간이 흐르고 말도 할 수 있게 됐다. 그러나 그의 폐활량은 정상인의 30퍼센트로 확 줄어들었다.

이 불행한 사고는 그의 삶을 송두리째 바꿔놓았다. 주변 사람들은 평생 전신마비라는 장애를 안고 살아가게 될 이 교수의 앞날을 걱정했다. 사고 전까지 그는 전도유망한 교수였기에 더욱 더 안타까워했다.

그러나 상황은 달랐다. 그는 6개월 만에 전동 휠체어에 몸을 싣고 다시 대학 강단에 설 수 있었다. 보통 이렇게 심한 장애가 생긴 경우에는 약 3년간의 재활훈련을 해야 다시 실생활로 돌아올 수 있다고 한다. 그러나 그는 단 6개월 만에 일상으로 되돌아왔다.

그 뒤로 이상묵 교수는 스스로를 '행운아'라고 말한다. 그는 사고로 인해 하나를 잃고 열 개를 얻었다고 말한다. 그리고 사고를 당한 이후로 지금까지 한 번도 스스로를 불행하다고 생각하거나 우울해본 적이 없다고 말한다. 크나큰 시련을 당하더라도 그것을 극복할 수만 있다면, '시련도 인생의 좋은 약'이라고 말하는 그의 눈빛에는 행복감이 서려 있다.

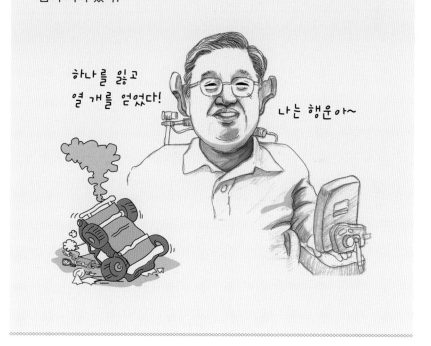

하나를 잃고
열 개를 얻었다!

나는 행운아~

어떻게 이상묵 교수는 이런 상황에서도 긍정적이고 낙천적으로 어려움을 잘 극복할 수 있었을까? 그것은 바로 상황을 바라보는 '프레임'의 변화에 있다.

'프레임'은 앞에서도 말했듯이 우리가 무언가를 바라보는 마음의 창이
다. 서울대학교 심리학과 교수인 최인철 박사는 《프레임》이라는 저서를
통해 가치관의 중요성을 일깨우고 있는데, 그 책에 나오는 이야기를 인
용하여 소개해본다.

아마두 디알로는 아프리카 기니에서 미국으로 이민을 왔습니다.
그는 1999년 2월 4일 자신의 아파트 앞에서 삶을 마감하게 됩니
다. 그를 범죄자로 오인한 4명의 백인경찰이, 그가 주머니에서 총을
꺼내는 것으로 잘못 판단하고 총기를 난사한 것입니다. 결국 발사된
41발의 총탄 중에서 19발을 맞고 그 자리에서 숨지게 됩니다. 백인
경찰들이 그렇게 정확한 확인 없이 총을 난사한 이유는 무엇일까요?
바로 '흑인은 범죄자'라는 고정관념의 틀에서 벗어나지 못했기 때문
입니다. 즉 그러한 세상을 보는 틀, 잘못된 프레임에 의해 사고를 일
으키게 된 것입니다.

• 출처 : 최인철, 《프레임》, 21세기북스, 2007

이처럼 '프레임'은 아주 강력하고도 무서운 힘을 발휘한다. 그리고 이
'프레임'은 형성 방식과 양상이 사람마다 모두 다르다. 각자의 성장배경
과 교육방식 등이 모두 다르기 때문에 자신의 '프레임'에 갇혀 세상을 판
단할 경우 위와 같은 치명적인 실수를 범하기 쉽다.

문제는 위의 사례에서 보듯, 모든 사람이 좋은 '프레임'을 갖고 있지 않다는 데 있다. 자신도 모르게 자신만의 '프레임'을 형성해온 개개인들은 그것이 세상을 왜곡하거나 굴절시키는 줄도 모르고, 마치 정당한 가치와 신념에 의한 행동인 양 오인하게 만든다는 것이다. 그리고 더 큰 문제는 그 '프레임'에 의한 판단 때문에 현실에 대한 자기 자신의 감정이 결정된다는 것이다. 그래서 그 감정이 부정적일 때는 화가 치밀어 오르거나 불안하고, 우울한 감정들이 지속적으로 뒤따르게 된다는 것이다.

그러나 이상묵 교수는 아주 좋은 '프레임'을 가지고 있었다. 이상묵 교수가 3일 만에 처음 눈을 떠서 자신의 상태를 알게 되었을 때 이런 생각을 했다고 한다.

'내가 말을 할 수 있어서 정말 다행이구나! 머리를 크게 다치지 않아서 공부도 계속 할 수 있으니 정말 다행이구나!'

그는 사고로 손가락을 움직일 수 없다는 사실에 동요하지 않았다. 다시는 두 발로 설 수 없다는 사실에 절망하지 않았다. 오히려 자신이 숨을 쉴 수 있고, 말할 수 있으며, 생각할 수 있다는 것에 초점을 두고 바라보았다. 아마도 이런 상황에서 이 교수처럼 낙천적으로 생각하기란 참으로 어려울 것이다. 어쩌면 비정상적인 사고방식일지도 모른다. 그러나 그는 자신만의 특별한 '프레임'을 가지고 있었다. 그 특별하고도 낙천적인 '프레임'은 그를 다시 강단에 서게 하는 가장 큰 힘이 되었다.

우리에게는 자신도 모르게 형성되어온 자신만의 '프레임'이 있다.

이것을 바꾸기란 쉽지 않다. 그러나 불가능한 것도 아니다. 자신의 '프레임'을 바꿔 다시 바라보게 하는 것, 즉 초점을 맞추는 대상을 바꾸고, 나의 관점을 바꾸고, 나의 가치관을 바꾸는 것, 그것이 바로 '리프레임 reframe'이다. 이것은 현대 사회에서 가장 중요한 화두 중 하나다.

서울대학교병원장을 지낸 한만청 박사는 '리프레임'으로 암을 이겨낸 대표적 인물이다. 1997년, 그는 간에서 발견된 1센티미터짜리 암종양을 제거하는 시술을 받았다. 그리고 4개월 후 재발한 암은 그 크기가 14센티미터나 되었다. 다시 수술을 받았고, 2개월 후 다시 CT(컴퓨터 단층촬영)를 찍어보니 암이 폐까지 전이된 상태였다. 간 암 4기였던 것이다.

그는 의사로서 간암 4기 환자들의 생존 가능성이 희박하다는 것을 누구보다 잘 알고 있었다. 5퍼센트도 안 되는 생존 가능성을 가진 간 암 말기의 상태를 그는 다시 바라보기 시작했다.

'교과서에 나온 대로 5년 안에 95퍼센트가 사망하고 5퍼센트가 생존한다면, 과연 누가 5퍼센트 안에 들 것인가? 또 누가 95퍼센트에 속해서 생을 마감할 것인가? 누군가는 살아남게 되는 것 아닌가? 그렇다면 내가 그 5퍼센트 안에 들면 되는 것 아닌가?'

이러한 그의 '리프레임'은 점차 강력한 힘을 발휘하기 시작했다. 95퍼센트를 바라보지 않고, 5퍼센트를 바라보는 그의 마음에서는 긍정적 희망이 가득 차오르기 시작했다. 그는 암과 싸우지 않고, 친구가 되기로 마음먹었다. 그리고 열심히 치료를 받은 결과 암종양의 크기는 점차 줄어들었고, 결국 죽음의 위기에서 벗어나게 되었다.

'리프레임'은 우리의 생각을 바꾸고 감정을 바꾼다. 그리고 긍정의 희망을 품게 한다. 그 힘은 우리를 원하는 곳으로 데려다줄 것이다. 여러분이 지금 무엇을 바라보고 있는지, 어떤 '프레임'을 가지고 있는지 다시 한번 잘 생각해보기 바란다.

② 인생을 변화시키는 하루 한 번의 습관, 감사하기

'리프레임' 기법을 잘하기 위해서는 미리 연습해둬야 할 것들이 있다. 바로 현실에 감사하는 연습이다. 감사 일기를 쓰고, 삶에서 교훈을 찾는 등 관점을 새롭게 바꾸는 연습을 통해서 누구든지 '리프레임' 기법을 터득할 수 있을 것이다.

오늘 하루 동안 여러분은 '감사하다'는 말을 몇 번이나 사용했는가? 매일 저녁 잠들기 전 노트에 오늘 하루 동안에 즐거웠던 일, 감사한 일, 마음이 뿌듯했던 일 등을 적어보자. '감사 일기'를 쓰는 것만으로도 우리의 관점을 바꾸는 데 아주 큰 힘을 발휘하게 된다.

처음에는 감사할 일이 별로 없다고 생각하고 적기 어려울 것이다. 그러나 생각나는 일이 없더라도 최소한 3가지 이상을 적기 위해 노력해보자. 시간이 지날수록 감사할 일이 차츰 늘어날 것이다. '요즘같이 취업이 힘든 때에 이렇게 일할 수 있는 직장이 있다는 것도 감사하다', '특별한 병 없이 건강하게 두 발로 걸어 다니는 것도 감사하다'라고 생각할 수 있다. 또 짜증나는 교통체증 속에서 뒤차에 부딪쳐 접촉사고를 당해도 '더 크게 다치지 않아서 감사하다'라고 생각할 수도 있다.

항상 감사하는 마음을 가지면 실제 어떤 상황에서도 휘둘리지 않고, 감정을 조절할 수 있게 된다. 일희일비—喜—悲하지 않으면 이성적으로 침착하게 사고할 수 있어 문제해결 능력 또한 자연히 높아지게 된다.

그러나 이보다 더 큰 '감사의 힘'은 바로 세상과 자신의 운명을 '긍정'하게 된다는 데 있다. 좋은 에너지는 좋은 일을, 나쁜 에너지는 나쁜 일을 끌어당긴다는 '끌어당김의 법칙'에 대해 한 번쯤 들어보았을 것이다. 이와 같은 맥락에서, 매사에 감사하면 자연스럽게 감사할 일이 생기게 될 것이다. 이것이 바로 삶의 가능성을 키우는 방법이다. 여러분도 당장 오늘, 아니 지금 이 순간부터 감사하는 습관을 들이기 시작해보자.

더불어 안 좋은 상황에서 나쁜 점만 찾지 말고, 이 상황을 통해서 거꾸로 내가 배울 점은 무엇인지 찾아보자. 상황을 역으로 이해하고 생각하면서 삶에서 '교훈을 찾는' 방법도 '리프레임' 훈련에 큰 도움이 될 것이다.

➕ Tip '감사하기'의 효과

- 감사란? 삶을 향해 일어나는 경이, 고마움, 이해의 느낌

- **'감사 일기'의 효과에 대한 연구**

  12~80세 사이의 사람들을 두 그룹으로 나누어 한 그룹에는 감사 일기를 매일 또는 매주 쓰도록 하였고, 다른 그룹에는 그냥 아무 사건이나 적도록 했다. 한 달 뒤 감사 일기를 쓴 그룹의 75퍼센트가 행복지수가 높아졌으며, 잠자기와 운동 등 일상생활은 물론 업무 성과 면에서도 훨씬 좋아졌다고 답했다.

  결론적으로 '감사'는 뇌의 호르몬과 신경전달물질을 바꾸고, 긍정적 감정을 느끼는 두뇌를 활성화시킨다. 생리학적으로 '감사'는 스트레스 완화제로서 분노, 화, 후회 등의 부정적 감정을 덜 느끼게 해준다.

  - 출처 : 로버트 에몬스(Robert Emmons), UC데이비스 심리학과 교수

➕ **Tip** **'감사 일기'의 장점**

① **관점을 긍정적으로 바꾸는 힘이 있다.**

특별한 일이 있어서 감사하는 것이 아니라, 현재의 모든 일에서 감사한 것들을 찾아보자. 계속 감사하는 연습을 하다보면 세상을 보는 관점이 점차 긍정적으로 바뀌는 것을 경험할 수 있을 것이다.

② **인간관계가 좋아지고, 스트레스가 줄어든다.**

주위 사람들에게서 감사한 점을 찾다보면, 그 사람들에게 평소 느끼지 못했던 장점과 소중함을 알게 되고, 더 잘해주고 싶은 마음이 들 것이다. 그러다보면 인간관계가 좋아지고, 스트레스가 감소할 것이다.

③ **부정적 감정이 줄어들고, 스스로에게 만족하게 된다.**

다른 사람과의 비교에 의해서 생기는 부정적 감정은 우리에게 큰 스트레스로 작용한다. 그러나 '감사'할 일을 찾게 되면서 자신보다 더 힘든 주위 사람들의 감정을 이해하게 되고, 스스로의 상황에 대한 만족감과 자존감이 높아진다.

④ **작은 일에 감사하는 습관은 작은 행복을 찾게 해줌으로써 중독 작용을 억제한다.**

자녀의 맑은 미소, 마음에 감동을 주는 음악, 가슴 찡한 영화와 같은 삶의 작은 행복들이 중독성 행동에 빠져드는 것을 막아준다. 게임중독, 알코올중독, 흡연 등 중독성 강한 물질이나 행동에 취약한 사람의 뇌는 이 같은 일상의 작은 행복을 잘 느끼지 못하는 것으로 밝혀졌다.

⑤ **시간이 오래 걸리지 않고 간단하다.**

하루 동안 감사했던 일 3가지를 적는 것은 그리 오랜 시간이 필요치 않으며, 간단하게 나의 하루를 돌아볼 수 있게 해준다.

③ 내 삶을 향상시키는 주문 외우기

'감사하기'를 통한 '리프레임'의 연습은 긍정의 에너지를 만들어주는 데 큰 역할을 한다. 그리고 내면에 긍정의 에너지가 만들어졌을 때 우리는 자기암시 autosuggestion 를 통해 더욱 건강해지고 행복해질 수 있다.

프랑스 자기암시요법의 창시자 에밀 쿠에 Emile Coué 는 흥미로운 방법을 제시했다. 스무 번의 반복적인 자기암시를 통해 자신의 능력이나 컨디션 등을 조절할 수 있다고 주장한 것이다.

약국을 운영했던 쿠에는 환자들을 통해 우연히 '위약 효과'라고 불리는 '플라세보 효과'를 확인하게 되었고, 이를 더욱 발전시켜 '자기암시'라는 자신만의 암시요법을 창안하게 되었다.

"Day by day, in every way, I am getting better and better!"
(나는 날마다, 모든 면에서, 점점 더 좋아지고 있다!)

동서를 막론하고 주문을 외우는 일은 인간의 매우 오래된 문화다. 쿠에는 비록 주문의 효과를 검증받기 어렵던 시절에 살았지만, 그는 이 같은 자기암시를 스무 번씩 반복함으로써 자신의 상황을 더 좋게 만들 수 있다고 확신했다.

쿠에는 평생 환자를 돌보며 자신이 만들어낸 암시요법을 활용하였고, 그 방법을 많은 사람들에게 전파하기 위해 세계 곳곳을 누비며 강연을 하였다. 그가 생존한 당시에는 유럽은 물론 미국까지 그의 요법이 상당히 주목을 받았고, 당시로서는 설명하기 힘든 수많은 치료 사례를 낳으면서 학계와 종교계로부터 질시의 눈총을 받기도 하였다.

필자는 에밀 쿠에의 자기암시요법을 공부하면서 주문이 가지는 힘을 새삼 느끼게 되었다.

"나는 날마다, 모든 면에서, 점점 더 좋아지고 있다!"

이 주문 속에서 '모든 면'이라는 말이 의미하는 바는 몸과 마음, 그리고 자신이 하는 모든 일이라는 포괄적인 의미를 함축적으로 담고 있다. 그리고 점차 좋은 방향으로 변화를 이루어나간다는 암시를 하고 있다. 몸과 마음, 꿈과 사랑, 일과 가정 등 자신을 둘러싼 모든 것을 상상하면서 이 자기암시를 천천히 되뇌다보면, 정말 자신이 원하는 것들을 떠올릴 수 있게 된다.

이러한 과정을 쿠에는 '상상imagination'과 '의지will'라는 두 가지 의미로 설명한다. '상상'과 '의지' 모두 무언가를 이루어내려는 인간의 에너지다.

그러나 '의지'는 의식적 자아의 산물인데 반해, '상상'은 무의식적 자아까지 함께 담고 있다. 우리의 무의식은 우리 몸을 지배하고, 또 우리의 미래까지 지배할 수 있다. 그만큼 무의식의 힘은 강력하다.

> 항암치료를 받았던 어느 환자의 이야기다. 그는 한 달에 한 번 항암 주사를 맞으러 병원에 갔다. 처음 항암치료를 시작할 때에는 그 고통에 대해서 잘 알지 못했다. 그러나 항암제를 투여받은 후 극심한 구토와 복통에 시달리기를 몇 번 반복하고 나니 이상한 일이 벌어지기 시작했다. 병원 입구에 들어서자마자 구토를 일으키게 된 것이다. 항암 주사를 맞기 전인데도 말이다. 분명 병원에 도착하기 전까지는 멀쩡했는데, 병원 문턱을 넘어서자마자 항암제의 부작용이 나타나다니…. 이 상황은 그 환자의 의식보다 무의식이 항암제에 먼저 반응하고 있음을 의미한다.

이 환자의 사례에서 보듯 의식적으로 제압하기 힘든 무의식의 작용을 통제할 방법이 있을까? 자신의 무의식을 바꿀 수 있을까?

무의식을 조금씩 바꿔가는 방법 중의 하나가 바로 '자기암시'다. 의식적으로 '의지'를 갖고 노력해도 실현되지 않던 일들이 '상상'을 통해 무의식을 바꿈으로써 가능해질 수 있다. 이것이 에밀 쿠에가 믿었던 '자기암시'의 효능이다.

쿠에는 매일 아침 눈을 뜨자마자, 그리고 잠자리에 들기 직전에 스무 번씩 주문을 반복하라고 강조한다.

무의식을 변화시키고, 삶을 발전시키는 원동력인 자기암시. 이를 정확히 설명하기는 어렵지만, 우리가 반드시 기억해야 할 것은 우리 마음속의 에너지는 우리가 상상하는 그 이상으로 우리의 삶과 건강에 큰 영향을 미친다는 것이다.

이제부터 우리 모두 긍정적 '자기암시'로 무의식을 변화시키고, 자기 자신에 대한 믿음과 인내로 인생을 성공적으로 변화시켜나가기 바란다.

이를 위해 자신만의 주문을 만들어 하루에 스무 번 이상 반복해보자. 자신이 원하는 것, 자신이 하고 싶은 것, 또 삶을 충만하게 만들어줄 수 있는 멋진 주문을!

"나는 날마다, 모든 면에서, 점점 더 좋아지고 있다!"

더 멀리 가기 위한
인생의 도움닫기
(Running Jump)

01 '힘'을 빼야 '힘'이 난다

02 건강한 개인과 조직을 위한 액션 플랜

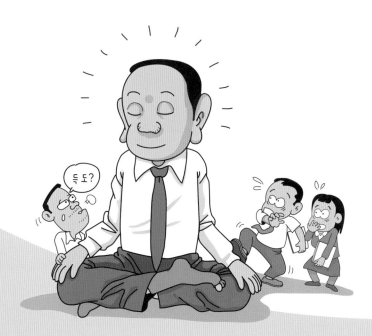

chapter **04**

마음을 바꾸니까 모든 일이 달라지네!

드디어 D-day!

마침내 땀 흘려 준비해온 신규 브랜드를 세상에 알리는 날이다.

오늘 서울 시내 15개 할인점 매장에서는 일제히 개점 론칭 행사를 진행하며, 이와 별개로 논현동 일대에 설치된 2층 규모의 쇼룸에서는 새 브랜드 론칭을 정식 공표한다.

새벽부터 출근해 일정표에 따라 행사대행 업체와 내빈 목록, 음악, 조명, 다과, 모델 등을 확인하며 준비에 여념이 없는 유통본부 직원들. 경영기획팀이건 홍보마케팅팀이건 이날만큼은 너 나 할 것 없이 한 몸처럼 착착 움직인다.

그러나 탁월해 팀장이 임원진을 대동하게 된 데 대해 반감을 가진 한성질 팀장은 현장 이곳저곳에서 꼬투리를 잡고 신경질을 부린다.

"야, 여긴 조명이 너무 푸르뎅뎅하잖아! 네 얼굴 지금 귀신같아 보여!"

"이건 또 왜 이래? 축이 좀 비뚤어진 거 같지 않아? 오른쪽으로 와이어

좀 당겨봐!"

"야, 거기 너! 너 때문에 자꾸 구두 발자국이 생기잖아! 여기가 어딘데 먼지를 묻히고 돌아다녀?"

심지어 엊저녁까지 리허설을 끝낸 사항인데도 성가신 잔소리를 늘어놓으며 애꿎은 직원들을 들들 볶는다.

낮 12시, 테이프 커팅식을 시작으로 드디어 쇼룸이 개장되었다.

자연의 생명력으로 다시 태어나다.
Reborn by nature! 'Reborn By N'

축포가 터지면서 'Reborn By N' 론칭을 알리는 기념행사가 시작되었고, 베스트B&C사 대표를 비롯해 임원진과 초청 내빈, 공식 홍보 모델의 매장 라운딩과 각종 언론 매체와의 인터뷰가 이어졌다. 거리를 지나던 시민들도 호기심에 발길을 멈추고 쇼룸으로 몰려들었다.

쇼룸은 자연의 생명력을 상징적으로 담아내는 초록의 덩굴 숲을 테마로 꾸며졌으며, 한가운데에는 신화 속 생명의 나무를 연상시키는 아름드리나무 조형물이 설치되었다. 그리고 그 나무에서 뻗어나온 가지에는 스킨케어, 세제, 위생용품 등의 신제품을 열매처럼 매달아 놓았다. 또한 2층은 잔디 정원으로 둘러싸인 편안한 테라스로 꾸민 다음, 엄마와 아이가 편안하게 쉴 수 있게 유기농 다과 케이터링도 준비해 놓았다.

수많은 내빈들이 북적이는 가운데 성황을 이루며 모든 공식행사와 인터뷰가 끝났다. 'Reborn By N'은 이제 활시위를 떠났고, 베스트B&C사는 화장품과 생활용품 시장에 출사표를 던진 것이다.

한동안 긴장은 계속될 것이다. 브랜드 PR 전략과 세일즈 프로모션을 추진하느라 바쁠 것이고, 경쟁제품과 비교해 부지런히 소비자의 반응을 살펴야 할 것이다. 또 시장에서의 성장세를 지켜보는 임원들에게 가시적인 성과도 보여야 할 것이다. 브랜드 매출과 공정 관리도 계속 신경써야 하니 업무량은 끝도 없이 늘 것이다.

그러나 우울한 대리는 두렵기보다는 설레고, 부담스럽기보다는 도전해보고 싶은 승부욕이 일었다. 화학물질 위주의 생활용품 시장 판도를 바꿔보고 싶다는 욕심도 생겼다. 업무에 대한 설렘을 느껴보기는 풋내기였던 신입사원 시절 이후 처음이다. 그도 그럴 것이 입사 후 생활용품 유통MD로 근무해오면서 브랜드 론칭과 같은 대규모 프로젝트에 참여해본 경험 자체가 이번이 처음이었다.

그 때문에 처음엔 수동적인 입장에 머물러 있었고, 빡빡한 일정과 생소한 업무 등으로 많은 스트레스를 받아왔었다. 그에게 지나온 날들은 매일 지옥의 연속이었고, 사표를 던지고 싶은 충동을 간신히 참아왔던 고통의 시간이었다.

그러나 탁월해 팀장의 조언으로 자신의 삶을 바라보는 눈을 바꾸자 업무를 대하는 인식에도 큰 변화가 생겼다. 이번 프로젝트가 이제까지 해보지 못했던 다양한 분야의 실무경험을 쌓을 수 있는 기회라는 생각이 들면서 자신의 역할도 좀 더 분명하게 다가왔다. 이번 기회에 많은 걸 배워두어야겠다는 의욕이 생기면서, 기획 단계부터 브랜드 출시에 이르는 프로세스를 하나하나 되짚어가며 관련 실무를 차근차근 정리해나갔다. 또한 매사에 감사하는 마음을 갖게 되면서, 업무 처리에 있어서도 좀 더 주체적인 입장에서 적극적으로 풀어나가는 자세를 갖게 되었다.

그렇게 몇 달이 흐르자, 우 대리는 어느 순간 업무에 있어 훌쩍 성장하며 자신감을 보이게 되었다. 우 대리가 이전과 다르게 적극성과 활기를 띠자 가장 먼저 변한 것은 놀랍게도 한성질 팀장이었다. 자신의 히스테리 표적을 우 대리가 아닌 다른 직원으로 바꿔버린 것이다. 우 대리에 대한 직원들의 태도도 차츰차츰 달라지기 시작했다. 팀 내에서 중요한 인물로 여겨지면서 은근슬쩍 자질구레한 업무를 부탁하는 일도 사라졌다.

물론 외적인 환경이 변한 것은 없었다. 우 대리는 여전히 '만년 대리'에 불과했고, 한성질 팀장의 히스테리 표적에서 벗어났다고는 해도 직속 상사로서의 업무상 잔소리는 여전했다. 더욱이 늘어난 업무로 야근을 밥 먹듯이 해야 했고, '예스맨'의 성격도 하루아침에 바뀔 수 있는 게 아니어서 새 브랜드와 관련된 복잡하고 골치 아픈 신규 업무는 상당 부분을 우 대리가 담당해오고 있었다.

그럼에도 우 대리는 확실히 예전과는 다르게 수월하게 업무를 처리해나갔다. 본인이 느끼기에도 실로 엄청난 변화이자 발전이었다.

우 대리는 자신이 'Reborn By N'의 탄생 주역이라는 자긍심을 느끼면서, 자신이야말로 탁 팀장에 의해 새로 태어났다는 생각이 들었다. 이왕 새로 태어난 김에 한 번 더 큰 용기를 내보자 결심하는 우 대리. 프로젝트가 성사될 때까지만 참여했다가 끝나면 숟가락만 얹으려는 다른 팀원들과 달리, 자신이 직접 토털 마케터 역할을 하면서 'Reborn By N'을 키워보겠다고 자청한 것이다.

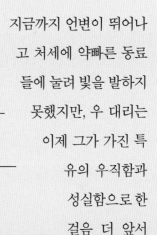

지금까지 언변이 뛰어나고 처세에 약빠른 동료들에 눌려 빛을 발하지 못했지만, 우 대리는 이제 그가 가진 특유의 우직함과 성실함으로 한 걸음 더 앞서 나가게 되었다. 다른 직원들이 승진 기회만 엿보며 이리저리 자리를 갈아타고, 책임지는 업무를 기피하는 동안 묵묵히 자리를 지켜왔던 우 대리가 새 프로젝트의 핵심적 역할을 맡게 된 것이다.

또한 우 대리는 탁 팀장의 조언대로 매일매일 감사한 일을 생각하며 자신을 성찰하는 일도 게을리 하지 않았다. 아무리 바쁘고 귀찮더라도 아침에 일어나 잠시 명상을 하면서 자신의 내면에 응원과 격려의 메시지를 보냈고, 밤마다 하루의 일과를 돌아보며 감사한 일들을 기록해나갔다. 수첩에 감사한 기억들이 빼곡하게 채워질수록 그는 자기 안에 큰 '자산'이 쌓이는 듯했고, 힘든 일이 있어도 그 수첩만 들여다보면 금세 마음의 안정과 평온을 얻을 수 있었다. 우 대리는 이제야 풍파를 헤쳐 나가는 요령을 조금이나마 터득한 것 같다는 생각을 한다.

01

'힘'을 빼야 '힘'이 난다

물의 저항을 부드럽게 가르는
'스위밍 하이'

혹시 수영을 배워본 경험이 있는가? 필자가 처음 수영을 배웠을 때가
생각난다. 혹시라도 물에 가라앉지 않을까 두려워서 온몸에 힘을 잔뜩
주었었다. 물에 뜨기 위해 몸에 힘을 준 채 앞으로 나아가려 하지만 그럴
수록 몸은 더 가라앉고, 그 때문에 더 세차게 발차기를 해보지만 앞으로
나가기는커녕 자꾸 수면 아래로 잠기던 경험, 아마도 수영 초보자라면
누구나 공통적으로 겪어봤을 것이다.

수영은 물의 저항을 헤치며 유유히 앞으로 나아가는 운동이다. 그런데 몸에 힘이 잔뜩 들어간 채 발차기를 하면 물의 저항이 커지게 되는데, 이 상태에서 억지로 힘을 줘서 앞으로 나아가려 하면 몸의 자세도 흐트러지고, 전신의 피로감도 높아진다. 때문에 수영을 배우기 위해서는 무엇보다도 몸에 힘을 빼는 연습을 가장 먼저 해야 한다. 몸에 불필요한 힘을 빼야만 물의 저항을 줄이면서 편안하게 유영할 수 있고, 한 발 더 나아가 자신의 리듬에 따라 자연스럽게 물살을 가르면서 '스위밍 하이swimming high'라는 궁극의 경지에 이를 수 있게 된다고 한다.

몸에 힘을 빼는 연습이 중요한 건 비단 수영뿐만이 아니다. 스키나 골프, 테니스, 탁구, 사이클 등 대다수 운동 종목들은 배우는 과정이 이와 비슷하다. 처음 배울 땐 어색하고 긴장돼 힘을 잔뜩 주는데, 그로 인해 몸이 금세 피로해지고 여기저기 근육통이 생긴다. 하지만 어느 정도 운동이 몸에 익어 긴장이 풀리면서 힘이 빠지면 더 좋은 기량을 가질 수 있게 된다.

이는 필자가 의사로서 수술대 앞에 설 때도 마찬가지였다. 인턴, 레지던트 시절에는 여러 교수님들의 수술에 함께 들어가게 되는데, 그때 너

> **스위밍 하이** : 조깅이나 마라톤을 할 때 고통이 줄어들면서 숨이 편안해지는 단계를 '러닝 하이(running high)'라고 하는데, 마찬가지로 물속에서 수영을 하는 동안 몸과 마음이 가볍고 기분이 좋아지는 편안한 상태를 '스위밍 하이'라고 한다.

무도 긴장한 나머지 온몸에 힘을 잔뜩 줘 어깨와 목이 뻣뻣하게 경직되어 있었고, 수술 부위에 집중하겠다는 의지로 자신도 모르게 수술 부위에 고개를 파묻곤 했었다. 반면 오랜 수술 경험을 가진 교수님들은 곧고 바른 자세에서도 어깨와 팔에 힘이 들어가 있지 않았고, 유연함 속에서도 신속하고 정교하게 수술을 척척 해내셨다.

만일 우리의 인생살이도 운동을 배울 때처럼, 혹은 수술을 할 때처럼 긴장을 풀고 힘을 뺄 수 있다면 어떻게 될까?

스트레스에 시달리는 수많은 환자들에게서 발견한 공통적인 모습도 바로 운동 초보자, 혹은 수술 초보의사처럼 늘 긴장을 놓지 못한 채 살아가는 모습이었다. 숙련자들처럼 힘을 빼고 적당히 완급 조절할 줄 아는 사람과 늘 긴장 속에서 경직된 채 아등바등 사는 사람, 이 둘 중 누구의 삶이 더 피로하고 힘들지는 굳이 말할 필요도 없다.

일반적으로 우리는 성공한 사람들 모두 앞날을 위해 항상 치열하게 고군분투하며, 내적 갈등을 노력으로 이겨내는 '투사'와도 같은 삶을 살았을 거라 지레 짐작한다. 그리고 그들의 삶에 대한 투지에 존경과 갈채를 보낸다. 물론 인생에서 무언가를 이룬 사람들은 일반인들보다 굉장히 많은 노력을 해왔음에는 틀림없다. 그러나 한편으로 그들은 적당히 힘을 빼는 방법을 알고 있었기에 그 자리에 오를 수 있었다는 것을 주목할 필요가 있다. 즉 자신의 주된 영역에서 최선을 다해 목표를 이뤄나가면서도 생활 속 한 부분에서는 긴장을 풀고 힘을 빼는 방법을, 성공에 이르는 요령을 아는 사람들이었다는 것이다.

그것은 하루 한순간의 명상일 수도 있고, 가벼운 아침 운동일 수도 있으며, 간단한 기도가 될 수도 있다. 또 짬짬이 책을 읽는 습관일 수도 있고, 가벼운 저녁 산책이 될 수도 있으며, 이따금씩 고요함 속에서 사색하는 습관일 수도 있다.

아마도 눈치 빠른 사람이라면 대강 짐작할 수 있을 것이다. 우리가 삶의 한 부분에서 힘을 뺀다는 것은 물리적인 힘만을 의미하는 것이 아니라, 매일매일 자신만을 위한 시간을 가지는 한편, 조용히 자신의 내면과 마주하는 시간을 가진다는 것을 의미한다는 사실을 말이다.

필자를 찾아온 환자들 대부분은 이러한 시간을 갖기 어렵다고 한다. 먹고사는 게 너무도 바빠서, 혹은 마음의 여유가 없어서 시간을 낼 수 없다는 것이다. 이것은 장거리 주행을 해야 하는 사람이 운전하느라고 바빠서 주유할 시간이 없다고 말하는 것과 마찬가지다. 이 말이 이해가 되는가.

주위에서 왕성하게 활동하며 건강하고 활기차게 살아가는 사람들을 살펴보라. 그들은 아마도 삶 가운데 오직 자기만을 위한 시간을 남겨둘 것이다. 자신의 내면과 마주하는 시간이 없는 삶은 몸에 잔뜩 힘을 준 채 물 위에 뜨겠다고 안간힘을 쓰는 경우와도 같다.

이제 하루에 단 10분이라도 자기 자신만을 위해 시간을 투자하기 바란다. 그 짧은 시간조차도 자기 스스로를 위해 선물하지 못하는 사람이라면, 과연 자신의 삶을 더 나은 방향으로 개선시킬 의지가 있다고 말할 수 있을까? 심신의 긴장을 풀고 자신의 내면을 들여다보는 하루 10분의 시간! 그것이 여러분의 남은 인생을 좀 더 여유롭고 편안하게 만드는 길임을 기억하자.

'힘 빼기' 초보자 코스, 스트레칭

운동을 시작하기 위해서는 준비운동이 필요하다. 운동에 필요한 기초적인 동작들로 체온을 올려 부상을 줄이는 한편, 근육을 이완시켜 운동능력을 한층 더 끌어올릴 수 있기 때문이다. 마찬가지로 자신의 몸에서 힘을 뺄 수 있는 가장 기초적이면서도 필수적인 방법이 바로 '스트레칭 stretching'이다.

스트레칭은 많은 의학계, 스포츠계 전문가들도 하나같이 입을 모아 중요하다고 강조할 뿐 아니라, 실제로도 우리 몸 각 부위의 움직임을 원활하게 만들어주기 때문에 운동 부족인 직장인들에게는 매일매일 잠깐씩의 스트레칭이 꼭 필요하다.

그런데 스트레칭이 중요한 또 다른 이유가 있다. 앞서 우리는 몸과 마음이 하나로 연결돼 있음을 살펴보았다. 즉 몸과 마음이 서로 영향을 주고받으면서 한쪽이 나빠지면 다른 한쪽도 나빠지고, 한쪽이 좋아지면 다른 한쪽도 좋아진다는 것이다. 이때 스트레칭은 마음을 편안한 상태로 되돌리기 위해 몸을 변화시키는 가장 쉽고 효과 빠른 방법이다.

얼핏 보면 스트레칭은 단순한 체조처럼 보이기도 하고, 근육을 늘려주는 동작을 지루하게 반복하는 가벼운 운동처럼 보이기도 한다. 그러나 스트레칭의 위력은 실로 엄청나다. 스트레칭을 하면 근육을 이완시킬 수 있는데, 이는 근육세포의 대사를 활성화시키고 혈액순환을 원활하게 만든다.

불안, 우울, 분노와 같은 부정적 감정들을 느낄 때 우리 몸에서는 많은 생화학적 변화가 일어난다. 일단 근육은 수축되고, 자세도 균형을 잃고 기울거나 구부정해지기 쉽다. 축 늘어진 어깨, 뻣뻣해진 목, 구부러진 등, 비뚤어진 허리와 골반, 딱딱하게 굳은 표정 근육 등이 그런 경우다. 그런데 문제는 이러한 근육 패턴의 변화가 부정적 감정이 들 때마다 일어나면서 우리도 모르게 몸에 '조건(앵커)'이 걸린다는 것이다.

'조건화(앵커링)'는 이미 앞에서 살펴본 것처럼 어떤 감정이나 과거의 경험이 조건이 되어 정서적·신체적으로 일정한 반응을 일으키는 것으로, 자신의 의지나 의식과는 상관없이 일어나는 현상을 말한다. 다시 말해 불안, 우울, 분노 등으로 기분이 나빠서 근육이 수축 및 경직되었는데, 조건화가 걸리는 바람에 근육 수축으로 다시 기분이 더 나빠지는 악순환의 고리에 빠지게 되는 것이다. 그래서 우리는 이 조건의 고리부터 깨뜨려야 한다.

부정적 감정과 그에 대한 조건반사로 나타나는 몸의 반응, 그 둘 사이의 연결을 단번에 끊어버릴 수 있는 방법이 바로 스트레칭이다. 즉 수축

된 근육들을 충분히 이완시켜 그 조건의 연결 고리를 끊는 것이다.

감정과 몸에 깃든 '조건의 악순환'의 고리를 끊어버려 심신을 이완시키고 힘을 뺄 수 있게 만드는 것, 그것이 스트레칭이 주는 효과이자 우리가 스트레칭을 해야 하는 이유다. 이제 우리의 건강한 삶을 위해 매일 하루 5~10분씩 스트레칭을 통해서 근육을 풀어보자.

> ➕ Tip 스트레칭할 때 꼭 지켜야 할 3가지
>
> • 몸에 부담을 주지 않는 범위 내에서 천천히, 정확하게 동작을 한다.
> • 한 가지 동작을 최소 30초~1분 정도 유지해 근육을 쭉 늘린다.
> • 동작을 유지할 때에는 입꼬리를 올리고 미소를 지으며, 천천히 심호흡을 한다.

만사를 편안하게 하는 '복식호흡'

힘을 빼기 위한 또 다른 방법으로는 호흡에 주목할 필요가 있다. 살면서 우리는 단 한시도 쉬지 않고 숨을 쉬어야 하지만, 정작 숨쉬기 방법에 대한 중요성에 대해서는 제대로 인식하지 못하는 경우가 많다. 그 이유는 숨쉬기 자체가 자신이 의식하지 않아도 몸에서 자연스럽게 일어나는 현상이기 때문이다. 하지만 숨쉬기 방식에 따라 우리 몸은 적잖은 영향을 받는다.

호흡법에도 자신의 몸을 변화시킬 수 있는 좋은 호흡법이 분명히 존재한다. 숨쉬는 방법만 바꿔도 심폐 기능은 물론이고 신경계, 소화계, 더 나아가 심리 상태에도 큰 변화가 일어난다. 때문에 좋은 호흡법을 의식적으로 연습해 몸의 긴장을 느슨하게 풀고, 마음의 상태를 편안하게 만들 줄 알아야 인생의 풍랑을 슬기롭게 헤쳐 나갈 수 있을 것이다. 마치 물의 저항을 가볍게 해 물고기처럼 편안하게 나아가는 '스위밍 하이'의 단계처럼.

일단 좋은 호흡법 설명에 앞서 자신의 호흡 상태를 잘 관찰해보기 바란다. 만일 여러분이 숨을 들이쉬고 내뱉을 때 배가 풍선처럼 부풀었다 가라앉는다면 '복식호흡'을 하는 것이고, 가슴이 들고 나면서 움직인다면 '흉식호흡'을 하는 것이다.

짐작하다시피 복식호흡이 바로 좋은 호흡이며, 흉식호흡이 그렇지 않은 호흡이다. 복식호흡과 흉식호흡의 차이는 매우 크다. 보통 심리적으로 긴장하거나 화가 나고 흥분했을 때에는 숨이 거칠고 빨라지며, 가슴에서 바튼 숨을 들이마시고 내쉰다. 씩씩거리면서 우는 아이를 떠올리면 알 수 있을 것이다.

반대로 아랫배 깊숙한 곳에서 숨을 들고 내쉬면서 호흡을 천천히 유지시키다보면 자연스럽게 심신이 이완되고 마음이 평온해진다. 아마 요가 나 단전호흡 등을 배워본 사람이라면 깊은 호흡을 계속 유지시키는 것을 경험해보았을 것이다. 우리 몸의 순환과 심리적 안정, 심신 수련에 있어 복식호흡이 결코 빠질 수 없기 때문이다. 실제로 깊고 천천히 심호흡을 하면서 복식호흡을 하게 되면, 자율신경이 조절되어 우리의 몸과 마음이 안정된다는 사실이 여러 연구를 통해 밝혀졌다.

자율신경은 우리의 생각대로 움직이는 운동신경과는 달리, 우리가 의식하지 못한 상태에서 자율적으로 조절되면서 신체의 안정을 유지시키는 신경이다. 이를 테면 눈의 동공 확장이나 혈관의 수축, 장의 움직임, 심장박동과 같이 우리가 마음대로 움직일 수는 없지만 인체 유지에 필요한 모든 기능을 도맡아 관리하는 신경계이다.

예컨대, 중요한 면접을 앞두고 몹시 불안하고 초조해서 가슴이 터질 듯 두근거려도 사람의 힘으로는 어찌할 수 없다. 즉 심장박동을 천천히 해야겠다고 마음먹어봐야 아무 소용없다는 말이다. 그러나 방법이 전혀 없는 것은 아니다. 우리 마음대로 자율신경을 움직이지 못한다면, 우리 감정을 전환시켜 자율신경이 그에 맞추도록 하면 된다. 그리고 감정을 전환시키는 가장 빠른 방법이 앞서 말했던 스트레칭과 복식호흡인 것이다. 놀랍게도 복식호흡은 시작한 지 불과 몇 분도 지나지 않아 뇌파를 알파(α)파로 바꿔주는데, 이 알파파는 마음이 안정되고 편안할 때 나오는 뇌파다. 그래서 시험을 앞둔 수험생이나 시합을 앞둔 운동선수 또는 화가 치밀어오르는 경우 잠깐이라도 천천히 깊게 복식호흡을 하고 나면 긴장이 누그러지는 즉각적인 효과가 나타나는 것이다.

· · · ·

또한 복식호흡을 하면 좀 더 많은 산소를 흡입하게 되면서 뇌신경을 안정시키고 자율신경 내 교감신경과 부교감신경의 균형과 조화를 유지시킨다. 우리가 복식호흡을 통해 자율신경을 조절한다는 의미가 바로 여기에 있다. 만일 우리가 부정적 감정에 휩싸여 있으면 자율신경 내 두 신경의 조화가 깨지면서 가슴이 답답하거나 얼굴이 화끈거리는 증상이 나타난다. 뿐만 아니라 소화가 안 되거나, 소변이 자주 마렵거나, 혈압이 오르는 등 여러 증상들이 나타나게 된다. 그런데 깊은 복식호흡을 하면 자율신경이 정상화되면서 몸과 마음이 편안해지는 것이다.

➕ Tip 복식호흡 따라하기

① 편안한 의자에 앉거나 바닥에 누워 편안한 자세로 몸의 모든 근육에 힘을 뺀다.

② 한 손은 배에 대고, 또 한 손은 가슴에 댄 상태로 천천히 호흡을 시작한다.

③ 코로 숨을 크게 들이쉴 때 배가 풍선처럼 부풀어 오르는지 확인한다. 이때 어깨와 가슴은 큰 움직임이 없어야 한다.

④ 크게 들이쉰 숨을 천천히 입으로 조금씩 길게 내쉰다. 이때 부풀어진 배가 천천히 내려가는지 확인한다.

⑤ 숨을 다 내쉬고 나면 자연스럽게 다시 숨을 천천히 크게 들이마신다.

⑥ 이렇게 들이쉴 때는 약 3~4초, 내쉴 때는 더 천천히 6~8초 또는 그 이상으로 해도 좋다.

> ### ➕Tip　스트레칭과 복식호흡 동시에 하기
>
> 스트레칭을 하면서 최소한 한 자세로 30초~1분가량 유지해야 한다. 30초는 아주 짧은 시간이지만, 30초 동안 스트레칭을 하며 한 자세를 유지하려면 아주 긴 시간처럼 느껴질 것이다.
>
> 30초를 참아내지 못하고 스트레칭 동작을 포기하는 사람들도 있다. 그럴수록 더 느긋한 마음으로 3번 정도 숨을 깊게 내쉬면서 천천히 호흡한다. 복식호흡 3번 정도면 아마 30초가 지나 있을 것이다. 이렇게 스트레칭을 하면서 동시에 복식호흡을 하는 것이 좋다.

　복식호흡은 그 자체만으로도 큰 효과가 있지만, 스트레스를 관리하는 여러 프로그램의 기초 호흡법으로 사용되기도 한다. 대표적으로 독일의 정신의학자 요하네스 슐츠Johannes Schultz 박사가 개발한 '아우토겐 트레이닝autogen training(자율훈련)', 미국 심신의학연구소의 허버트 벤슨Herbert Benson 박사가 만들어낸 '이완반응relaxation response', 그밖에 동서양을 막론한 모든 심신수련법의 기본 바탕이 바로 깊숙하고 천천히 호흡하는 복식호흡법이다.

　이제부터 하루 5분씩이라도 꾸준히 복식호흡을 해나가면 여러분은 자율신경이 안정되면서 심신이 편안해질 것이다. 따로 시간낼 필요 없이 아침 기상 직후나 밤에 잠들기 전에 해도 충분하다. 틈틈이 피로할 때마다 잠시 눈을 감고 복식호흡을 하는 것도 좋다. 지하철이나 버스 안, 어느 장소에서라도 상관없다. 깊고 느린 복식호흡을 하면서 마음을 가다듬고 몸의 긴장 상태를 이완시킬 수만 있으면 된다. 힘을 빼기 위한 방법으로 앞서 살펴봤던 스트레칭과 복식호흡을 동시에 하는 것도 아주 좋은 방법이다.

인생의 롱런을 위한 '큐헴(QHEM)' 이완요법

우리 몸과 마음은 아주 긴밀하게 연결되어 상호작용을 한다. 그 때문에 마음의 힘이 약한 사람은 스트레스에 취약하고, 건강도 상하게 되는 것이다. 마음의 힘을 강하게 키워야 어떤 시련이나 위기 속에서도 자기 자신을 굳건히 지키며, 뜻하는 바도 이룰 수 있다. 필자가 스트레스 극복 방법을 연구하면서 깨달은 것도 마음의 힘을 기르는 방법이었다. 그래서 탄생한 것이 바로 '큐헴QHEM: Quantum Human Energy Management'이다. 큐헴이란, 육체와 마음, 뇌의 힘을 조절하는 기법들을 일상생활에 적용하기 쉽게 만든 기법을 말한다. 즉 사람들이 스스로 할 수 있는 마인드 프로그램이다.

'큐헴' 이완요법QRT: QHEM Relax Technique은 앞서 본 스트레칭과 복식호흡을 결합해 몸과 마음을 이완시키는 방법이다. 크게 스트레칭 운동, 호흡

재훈련, 점진적 근육이완법 progressive muscle relaxation, 자기암시의 4단계로 나뉜다. 이 4단계를 매일 꾸준히 실천한다면, 몸과 마음의 힘을 빼고 마음의 힘을 기르는 데 큰 도움을 받을 수 있을 것이다.

1단계 : 스트레칭

'근막통증 myofascial pain'과 관련된 교과서를 집필한 의사 자넷 트라벨 Janet G. Travell의 방법을 활용한 것으로, 여러 스트레칭 동작으로 온몸을 이완시키는 단계다.

주의할 점은 한 가지 동작으로 최소한 30초~1분간 유지해야 한다는 것이다. 주로 머리와 목 주변의 근육들을 이완시키는 것으로 시작해서 다리 근육으로 내려가며 스트레칭을 해 전신을 이완시킨다. 특히 통증을 느끼는 부분이 있다면 그 부위의 근육을 잘 풀어주어야 한다.

2단계 : 호흡 재훈련

의사인 캔드라 파터 Chandra Parter의 이론에 근거한 방법이다. 그의 이론에 따르면, 호흡은 우리의 심리적·생물학적 상태에 큰 영향을 주고, 우리의 심리 상태는 다시 호흡 패턴에 영향을 미친다고 한다.

따라서 비정상적인 패턴의 호흡을 정상적인 호흡으로 바꾸는 것이 아주 중요하며, 이 방법을 통해서 신경체계와 불안 증상이 상당히 좋아질 수 있다.

· 옷이나 벨트, 넥타이 등을 풀어서 느슨하게 한다.

· 자세는 눕거나 편안한 의자에 기댄다.

· 복부를 따뜻하고 편안하게 하면서 가슴, 어깨, 턱, 목, 얼굴의 긴장을 푼다.

· 복부에 두꺼운 책이나 쿠션을 올려놓는다.

· 입을 다물고 코로 숨을 쉬는데, 편안하고 리듬감 있게, 단 너무 깊지 않게 쉰다. 숨을 들이마실 때 복부가 천천히 부풀어 오르도록 하면서 부드럽게 숨을 쉰다.

· 매일 꾸준히 실천한다. 처음에는 한 번에 5~10분씩, 아침저녁으로 한다. 약 2~3주가 지나면 복식호흡이 자연스럽게 이루어질 것이다.

3단계 : 점진적 근육이완법

1920년대 미국의 에드먼드 제이콥슨 Edmund Jacobson 박사에 의해 개발된 방법으로, 머리끝부터 발끝까지 몸 전체의 근육을 이완시키는 기법이다.

근육을 긴장시킬 때는 5~10초간 유지하고, 다시 12초간 긴장을 풀어

준다. 긴장과 이완을 반복하면서 시작할 때의 긴장을 인식하기 위해 뇌를 계속 훈련시킨다.

· 꼭 끼는 옷은 단추를 풀어 느슨하게 한 다음, 편안하게 누워서 눈을 감는다.

· 다리 힘을 빼고 발과 발가락만 약 5~8초간 긴장한 후 다시 약 12초간 완전하게 이완시킨다.

· 발가락을 머리 쪽으로 젖히면서 긴장시킨 후 다시 이완시킨다.

· 다리를 펴고 무릎은 바닥에 고정시킨 채 허벅지 앞쪽 근육을 긴장시켰다 풀어준다.

· 발뒤꿈치를 아래로 눌러 긴장시킨 후 다시 이완시킨다.

· 두 무릎을 모아 다리 전체를 긴장시킨 후 다시 이완시킨다.

· 골반근육을 수축시키면서 엉덩이근육에 힘을 주어 긴장시켰다가 다시 이완시킨다.

· 배가 등에 붙는다고 생각하면서 복부근육을 안쪽으로 힘껏 당겼다가 이완시킨다.

· 등을 활 모양으로 부드럽고 천천히 굽히면서 어깨와 엉덩이를 바닥에 대고, 가슴을 턱 방향으로 끌어올린다. 이렇게 등근육을 긴장시킨 후 다시 이완시킨다.

· 등을 바닥에 붙이고 압박하면서 아래쪽 등근육을 긴장시킨 후 다시 이완시킨다.

· 어깨를 발 아래로 구부리면서 팔은 몸 옆구리에 꼭 붙인다. 팔 뒤쪽의 근육과

가슴을 긴장시킨 후에 다시 이완시킨다.

· 어깨를 들어올려 귀 쪽으로 당기고, 목과 어깨를 긴장시킨 후 다시 이완시 킨다.

· 손등이 머리 쪽으로 향하게 손목을 위로 당겨 팔뚝 윗부분을 긴장시킨 후 다시 이완시킨다.

· 말고삐를 잡아당기는 듯 주먹을 꽉 쥐고 어깨 쪽으로 당기면서 주먹, 팔뚝, 이두박근을 긴장시킨 후 다시 이완시킨다.

· 천천히 머리를 오른쪽으로 돌리면서 목 주위 근육을 긴장시킨 후 이완시킨 다. 왼쪽으로 또 한 번 반복한다.

· 정수리를 바닥에 댄 채 천장을 향해 턱을 들면서 경추 부위를 긴장시켰다가 이완시킨다.

· 눈썹을 치켜뜨며 얼굴의 이마근육을 올렸다가 이완시킨다.

· 눈을 감은 채로 코에 주름이 지도록 찡그려서 얼굴근육을 긴장시킨 후 다시 이완시킨다.

· 입 가장자리를 최대한 아래로 당기고 얼굴을 찡그리면서 턱과 목 주위의 근육을 긴장시킨 후 다시 이완시킨다.

· 아래턱을 당기면서 어금니를 꽉 깨물어 턱근육을 긴장시킨 후 다시 이완시 킨다.

· 입을 최대한 크게 벌려서 광대뼈 주위의 근육을 긴장시킨 후 다시 이완시 킨다.

4단계 : 자기암시

세 번째 단계인 '점진적 근육이완법'이 끝나면 바로 이어서 자기가 가장 원하는 것을 상상하며 자기암시를 한다. 이때 우리의 모든 감각들, 즉 시각·청각·후각·촉각·미각을 최대한 활용하여 상상한다.

이렇게 4단계가 모두 끝나면, 천천히 주먹을 쥐었다 폈다 하면서 기지개를 켜고 일어난다. 이 모든 과정을 매일 실천한다면, 당신의 삶에 큰 변화가 생길 것이다.

사람을 변화시키는 원동력,
칭찬과 격려

'Reborn By N'은 출시 6개월 만에 시장에 폭발적인 반응을 일으켰다. 유기농이라 해서 덮어놓고 안심할 수 없었던 소비자의 심리를 꿰뚫어, 보다 엄격한 검사기준을 마케팅 포인트로 삼은 시장 전략이 주효했던 것이다.

천연 유기농 원료를 사용한 프리미엄 생활용품 브랜드로 국내 시장에서 성공적인 입지가 마련되자, 해외 화장품 시장과 유통업계에서도 적극적인 관심과 러브콜을 보내왔다.

우울한 대리는 엄청난 매출 신장세 속에서 눈코 뜰 새 없이 바쁜 나날을 보내는 중이다. 그러나 일하는 재미와 성취감에 힘든 줄 모르고 업무에 전념한다. 우 대리는 이제 자신이 업무를 장악해가고 있다는 든든한 자신감마저 생겼다.

어느덧 또 한 해가 저물어 12월 31일 종무식을 맞이한 베스트B&C사. 올해도 어김없이 송년회가 열려 4개 본부 전사 직원이 한자리에 모였다.

한 해의 실적을 돌아보며 내년도 비전과 성장 전략을 공유하는 이 자리에서 단연 돋보이는 업적은 'Reborn By N'의 론칭과 고공행진이었다.

지난 2년간의 노력을 회상하며 홍보 영상을 흐뭇하게 지켜보던 우 대리, 행사가 무르익을 때쯤 그는 무대 위에 서 있었다. 바로 'Reborn By N' 브랜드 매니저로서, 우수직원 공로표창 수상과 함께 유통본부 내 팀장급 특별승진을 하게 된 것이다. 과장 승진도 건너뛴 채 곧바로 팀장 직위로 올라선 우 대리의 특별승진 발령은 사내 모든 이들을 놀라게 했다. 남의 일에 간섭하기 좋아하고 사내의 정보통 역할을 자처하던 나대기 과장도 이번 일은 전혀 예상치 못했던 일이었다.

나 과장은 그간 경쟁자로 의식해본 적조차 없었던 우 대리가 오히려 자신을 앞서 나가게 된 상황에 아연실색하며 당혹감을 감추지 못했다. 하지만 그동안 우 대리가 감당해온 엄청난 업무 강도를 알기에 함부로 토를 달 수도 없었다.

또한 언제부턴가 떠돌던 구조조정 소문의 실체는 조직 감축이 아니라, 조직 확대 개편이었다는 사실도 우 대리의 특별승진을 통해 밝혀지게 되었다.

이제 팀장의 폭언과 잔소리에 시달리는 만년 대리 신세가 아니라, 부하직원을 이끄는 어엿한 팀장의 지위에 오르게 된 우울한 팀장. 아직 유통본부 내에서의 비중은 미미하지만, 시장에서의 성과로 팀의 입지를 굳히기 위해 힘을 쏟는다.

또한 여기에서 멈추지 않고, 제2의 브랜드도 구상 중이다. 이번에는 생활용품이 아닌 새로운 영역에 도전장을 내기 위해 매일 밤 열심히 공부하고 있다. 무엇보다 매일 감사하는 마음으로 수첩을 정리하는 일도 열심이다. 수첩 말미에는 꼭 자신을 격려하는 문구를 적어 넣으면서.

우울한 팀장은 자신이 이처럼 변할 수 있도록 큰 도움을 준 탁월해 팀장을 떠올려본다. 그리고 자신도 탁 팀장과 같이 직원들의 고충을 경청하면서 그들을 격려하고 잠재능력을 이끌어내는 관리자가 되겠다고 다짐한다.

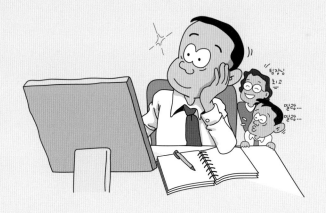

강원도 속초로 워크숍을 떠난 'Reborn By N' 브랜드 매니지먼트팀. 저녁식사 후 우 팀장과 직원들은 동그랗게 둘러앉아 허심탄회한 이야기를 나눈다. 술잔 대신 찻잔을 나누며 그들은 상대방의 잘못을 찾거나 비난하기보다는 칭찬과 격려를 아끼지 않는다. 상대방이 겪었던 힘든 일에 진심 어린 공감과 위로의 시간을 보내는 동안 우 팀장은 직원들의 눈빛과 표정이 달라지는 것을 느낀다.

우 팀장은 이제 자신이 관리자로서 해야 할 역할과 책임이 무엇인지 알게 해준 직원들에게 고마움을 전하고, 직원들은 힘든 시기가 올 때마다 이 순간을 잊지 않고 서로를 지지하는 버팀목이 되기로 약속한다. 깊어가는 속초 밤하늘의 총총한 별빛이 이들을 비춘다.

02

건강한 개인과
조직을 위한 액션 플랜

동료들과 함께하는
공감타임

혼자만의 시간을 갖는 것도 매우 중요하지만, 회사에서 동료들과 함께 무언가를 할 수 있는 시간이 있다면 더 없이 좋을 것이다. 잠재의식을 들여다보고 감정을 살피는 일은 혼자 해야 할 몫이지만, 동료들과 함께 힐링을 위한 시간을 갖는다면 아주 효과적일 것이다. 특히나 직장에서 자신을 이해해주는 동료나 상사를 얻는다는 것은 전장에서 천군만마를 얻는 것만큼 힘이 나는 일일 것이다.

. . .

사람들은 단 한 명이라도 자신을 이해해주고 공감해주는 사람이 있다면 외롭지 않다고 한다. 하지만 자신의 마음과 감정을 알아주는 사람이 한 명도 없다면 크나큰 절망과 외로움, 우울감에 빠져들게 된다. 극단적인 경우에는 자살을 선택하는 경우도 있다.

살다보면 갑자기 아무런 희망이 없고, 용기도 사라지는 순간을 만날 때가 있다. 모든 일이 내 뜻대로 안 되고, 아무도 나를 인정해주지 않으며, 어디서부터 어떻게 시작해야 할지 모르는, 정말 숨쉬기도 버거운 답답한 순간들이 찾아온다. 그러나 다시 희망과 용기를 찾을 수 있게 하는 힘은 멀지 않은 곳에서 나온다. 단 한 명이라도 나를 이해해주고 나를 믿어주는 순간, 우리의 뇌는 희망을 작동시키고 용기를 만들어낸다.

왜 이 세상 모든 사람들이 나를 이해하지 못할까? 왜 모두가 나를 믿지 않을까? 그것은 자신만의 착각이다. 자기 스스로 그렇게 만들어가는 것이다. 정말 사랑하는 가족, 친구, 가까운 사람에게 자신의 이야기를 하지 않기 때문에 착각 속에 빠지는 것이다. 자신이 이 세상에서 가장 외로운 사람이라는 착각….

하버드 의과대학의 제롬 그루프먼 교수는 희망에 대해 오랫동안 연구해왔다. 그루프먼 교수는 사람들이 불치병에 걸려 절망할 때, 그리고 그 시간이 지나 점차 희망으로 바뀌어갈 때 병을 극복하는 과정을 연구하였다. 앞에서도 잠시 언급했지만, 그루프먼 교수는 그 자신도 척추 수술을 받고 19년간 고생하며 절망했던 환자였다. 그러나 자기 스스로 희망을 찾은 후 고통에서 벗어날 수 있었다.

그루프먼 교수는 '희망은 인간 경험의 중심'이며, '희망의 절대적 요소는 바로 믿음'이라고 말했다. 또한 마음에서 희망을 느낄 때 우리 뇌에서는 화학적인 변화가 일어나고, 그 결과 우리 몸에도 변화가 일어난다고 하였다. 그래서 희망을 토대로 믿음과 기대를 저버리지 않는 사람은 행복해지고 성공하게 된다고 주장하였다.

희망은 누군가 나를 믿어줄 때, 그리고 내가 함께 믿어줄 때 자라난다. 우리는 내가 느끼는 절망감, 힘든 상황, 나의 감정 상태를 누군가에게 말해야 한다. 가장 가까운 가족이나 친구에게 아주 솔직하게 털어놔야 한다. 그리고 그 감정에 북받쳐 눈물을 흘리면서 상대로부터 이해받고, 함께 느껴야 한다. 이런 과정은 우리에게 새로운 믿음을 주게 되고, 희망과 용기를 갖게 한다.

함께 일하는 동료들과 서로의 감정을 털어놓는 시간을 가진다는 것은 현실적으로 어려운 일일 수 있다. 하지만 분명 큰 의미가 있는 일이며, 꼭 해볼 만한 가치가 있다.

먼저 동료들과 감정을 공감하는 시간을 갖기 위해서는 리더의 역할이 중요하다. 리더로서 팀원들의 감정을 함께 느끼겠다는 마음가짐이 정말 중요하다. 그와 동시에 자신의 감정을 그대로 드러내 보일 수 있는 용기 또한 필요하다. 처음에는 서로 서먹하고 어려울 것이다. 그러나 리더가 먼저 스스로의 감정에 솔직해지면서, 어렵고 힘들었던 과거의 상처와 감정을 모두에게 말하기 시작한다면 다른 팀원들이 리더를 바라보는 시각이 달라질 것이다. 그뿐 아니라 자신들도 스스로의 감정을 표현할 수 있는 용기를 갖게 될 것이다.

이러한 시간은 서로의 감정을 느끼면서, 그리고 서로 공감하고 위로하면서 마음을 치유할 수 있는 소중한 기회다. 이러한 시간은 팀원들의 몸과 마음을 편하게 하는 것을 넘어 최고의 팀워크를 이루고, 최고의 성과를 올리는 큰 원동력이 될 것이다.

> **➕Tip   동료들과 함께하는 공감타임**
>
> **① 모두 얼굴을 마주볼 수 있게 동그랗게 앉는다.**
>
> 이 자리에 오기 전에 먼저 자신의 가장 잊고 싶은 과거, 가장 오래 남은 마음의 상처 혹은 행복했던 순간 등 일정한 주제에 대해 한 번쯤 생각하고 오게끔 한다. 그리고 돌아가면서 한 명씩 솔직하게 이야기하는 시간을 갖는다.
>
> **② 그 이야기를 듣는 사람들은 모두 마음을 활짝 열고, 그 사람의 이야기를 들으며 함께 느끼고 공감해야 한다.**
>
> 공감하고 있음을 표현하기 위해 말하는 사람의 눈을 보고, 고개를 끄덕이며, "아~ 그랬구나!" 하고 말해준다. 처음엔 어색해서 웃음이 나올 수도 있으나, 점차 이야기에 몰입하다보면 진지하게 경청하고 고개를 끄덕이면서 "아~ 그랬구나!"를 말하게 될 것이다.

릴레이 복식호흡

동료들과의 공감을 통해 마음의 문을 열기 전에, 더 쉬운 방법으로 함께 호흡하는 시간을 가져보는 것도 추천할 만하다. 함께 호흡을 한다는 것 역시 공감과 치유의 맥락에서 비슷한 효과를 발휘하기 때문이다. 시간과 박자를 맞춰 함께 숨을 들이마시고 내쉬는 행위는 서로에게 큰 동질감을 느끼게 한다. 또한 서로의 마음을 통하게 하는 '라포rapport' 형성에 중요한 역할을 한다.

'릴레이 복식호흡'을 하게 되면, 길지 않은 시간이지만 호흡을 공유하면서 심신의 긴장감을 풀고 동료에 대한 신뢰도나 친근감도 높일 수 있게 된다. 복식호흡이 끝난 후 미리 준비한 공동의 주문을 조용히 낭독하는 것도 효과적이다. 모두의 몸과 마음이 편안해진 상태에서 공동의 주문으로 자기암시를 하는 것은 우리의 잠재의식에 좋은 기억을 새기게 해준다.

물론 도저히 속마음을 동료들에게 털어놓지 못하고, 혼자서 끙끙거려야 하는 상황이 있을 수도 있다. 하지만 고민할 필요는 없다. 왜냐하면

라포 : 신뢰와 친근감으로 이루어진 인간관계. 타인의 감정, 생각, 경험을 이해하는 공감 대 형성, 상호간의 신뢰관계, 영적 교감의 상태를 말한다.

우리나라에는 다른 사람들의 이야기를 들어주며 함께 고민하고 도와줄 수 있도록 전문적인 교육을 받은 사람들이 아주 많다. 바로 심리상담사다. 주위를 둘러보면 아주 많은 심리상담실을 찾을 수 있고, 또 언제든지 찾아가서 도움을 받을 수 있다. 단지, 용기와 결단만이 필요할 뿐이다.

➕ Tip   동료들과 함께하는 릴레이 복식호흡

① 동료들과 함께 동그랗게 둘러앉는다. 그리고 다 같이 천천히 복식호흡을 시작한다.

코로 천천히 숨을 들이마시고, 내쉴 때는 입으로 '스～～' 소리가 나도록 입술을 약간 벌리고 길게 내쉬는 연습을 한다.

② 한 사람씩 돌아가며 위의 방식대로 천천히 숨을 들이마시고, 입으로 소리를 내면서 길게 내쉰다.

한 사람이 '스～～' 소리를 내면 나머지 사람들은 그 사람의 숨소리를 들으면서 조용히 복식호흡을 따라한다. 이렇게 하면 모든 사람이 동시에 숨을 들이마시고, 동시에 내쉬게 된다.

한 사람이 소리를 내면서 3번의 복식호흡을 하면, 그 다음에는 오른쪽 옆 사람이 이어받아 복식호흡을 한다. 흐름이 끊기지 않게 3번씩 하고 나면 자동으로 옆 사람이 이어받아 호흡을 리드한다. 만일 10명의 사람이 모였다면 총 30번의 복식호흡을 하게 되는 것이다(전체 인원수에 맞춰 한 명당 호흡 리드 횟수를 자유롭게 결정하면 된다).

지금 당신이 놓치고 있는 '소중한 것'

필자는 환자들에게 지금까지 소개한 여러 방법들을 알려주고 실천하도록 주문해왔다. 그리고 그것을 실천하느냐, 못 하느냐에 따라 그 환자의 예후가 달라지는 것도 확인할 수 있었다.

스트레칭을 하고 깊이 호흡하며, 자신의 몸과 마음을 관리하는 것은 누가 대신해줄 수 있는 것이 아니다. 간혹 바쁜 생활 속에서 자기 자신을 위한 시간을 갖기 힘들다고 말하는 사람들이 있는데, 이는 잘못된 생각이다. 자신의 몸과 마음을 지키는 일보다 더 중요한 일이 어디 있겠는가. 단 10분이라도 자신을 위한 시간을 가진다면, 이것은 의사가 처방한 그 어떠한 약보다 더 효과적일 수 있다.

이제 자신의 인생에 있어 소중한 것을 먼저 할 줄 아는 혜안과 분별이 필요할 때다. 이와 관련된 한 가지 일화를 소개한다.

수백 명의 청중이 강연을 듣고 있다.

"스스로의 인생에서 가장 소중한 것을 떠올려보세요. 혹은 지속적으로 꾸준히 하면 자기 스스로나 직장생활에 큰 도움이 될 만한 일들을 떠올려 적어보세요."

강사의 말에 따라 사람들은 열심히 무언가를 적는다. 잠시 후 그는 청중 가운데 여성 한 명을 무대 위로 불러 이야기를 나눈다. 그녀는 직장을 다니는 기혼여성으로, 자녀는 없지만 직장생활로 아주 바쁘다고 한다. 직업상 많은 사람들을 만나야 하기 때문에 스트레스가 많고, 직장일 때문에 개인생활과 가정생활에 여유가 없으며, 삶의 균형이 깨진 것 같다고 한다. 심할 때는 마치 파도에 휩쓸리듯 정신을 차릴 수 없고, 간신히 물살을 헤치고 일어나면 또 다른 파도가 덮쳐와 그 속에서 무기력해진다고 한다.

이윽고 강사는 무대 위에 준비된 투명한 양동이에 조약돌 한 통을 가득 들이붓는다. 양동이의 약 70퍼센트가 채워진다.

"우리의 일상생활을 채우는 수많은 일들, 시급히 처리해야 할 일들을 이 작은 돌에 한번 비유해보죠."

그러고 난 뒤 강사는 그 여성에게 큼지막한 돌멩이 8개를 주면서 그녀가 소중하게 여기는 일들을 돌멩이에 적어보라고 한다.

"자, 이제는 양동이에 이 큰 돌들을 넣어보세요. 중요한 순서대로 넣되, 뚜껑을 닫을 수 있도록 이 돌들을 다 넣어야 합니다."

그녀는 돌멩이를 하나씩 넣으려 하지만, 이미 양동이는 3분의 2나 채워져 있어 공간이 부족하다. 그녀는 회사업무가 적힌 돌멩이 몇 개를 넣은 다음 '스트레칭과 명상'이라고 적힌 돌멩이를 넣으려 했으나, 더 이상 들어갈 자리가 없어 돌을 내려놓는다. 그러자 옆에

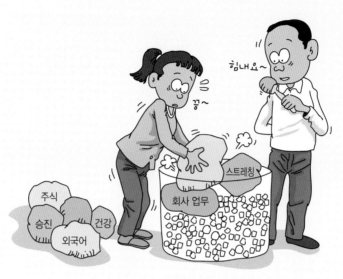

작은 돌 부터······

있던 강사가 말한다.

"지금 선생님은 '스트레칭과 명상'을 포기하셨군요."

그러자 청중들이 웃음을 쏟아낸다. 그 다음 그녀는 '가족과의 휴식'이라고 적힌 돌멩이를 집어 들지만 역시 들어갈 틈이 없다. 아직 남아 있는 돌멩이도 여럿이다.

그때 강사가 새로운 제안을 한다. 큰 돌을 먼저 넣고, 그 다음에 작은 돌을 넣어보라고 말한다. 그녀는 새 양동이에 큰 돌을 먼저 넣은 다음 조약돌을 그 위에 붓는다.

그러자 큰 돌들 사이사이로 작은 돌들이 쏟아져 들어간다. 돌이
모두 들어갔지만 양동이는 넘치지 않는다. 이것은 '당장 급하지는
않지만 중요한 일'을 먼저 해야 한다는 교훈을 일깨우는 퍼포먼스
인 셈이다.

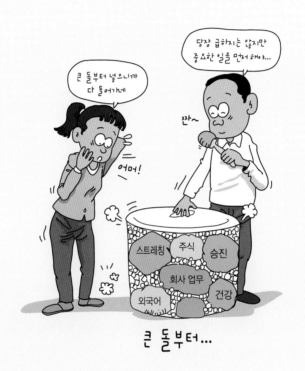

큰 돌부터...

이렇게 우리는 살면서 급한 일에 밀려서 중요한 일을 놓치고 사는 경우가 많다. 물론 어쩔 수 없이 급한 일을 먼저 끝내야 하는 상황이 생기기도 한다. 하지만 눈앞의 급한 일에만 치우치다보면 급하지 않은 일들은 자연히 우선순위에서 멀어지게 된다. 즉 지금까지 이야기했던 자신의 내면을 들여다보고, 감정을 살피며, 잠재의식의 상처를 보듬고, 몸과 마음을 이완시키는 일들 모두는 뒷전으로 밀리기 쉽다.

물론 여러분이 지금 당장 자신의 심신 관리를 위해 시간을 갖지 않는다고 해서 월급을 못 받는 것도 아니다. 거래처에 보낼 메일을 작성하거나, 상사에게 보고할 자료를 작성하거나, 회의 자료를 준비하는 게 더 시급할 수도 있다. 그 일만 해내기에도 바쁘고 벅찬 게 우리의 현실이다. 그렇기 때문에 우리는 늘 눈앞의 급한 일만 처리하느라 인생을 소모하게 된다.

그러나 급하지는 않지만 중요하게 다루어져야 하는 일들이 있다. 이러한 일들을 실천한다는 것은 마치 은행에 저축을 하는 것과 같다. 빠듯한 월급을 절약해 조금이라도 저축을 해두면, 시간이 지나 종자돈이 생기고 그 돈은 다른 일을 할 수 있는 밑천이 된다. 아무리 살림이 팍팍해도 저축을 하는 것과 마찬가지로, 인생에 있어서도 여유 있는 삶을 위해 자기 자신을 돌보는 시간을 조금씩 '저축'해야 한다.

아침에 일어나서 스트레칭과 복식호흡을 하면서 몸과 마음을 이완시키고, 잠자리에 들기 전에 자신의 내면을 들여다보며 짧게나마 명상을 하고, 하루 동안 감사했던 순간들을 기록하는 일들에 우선순위를 두어

. . . .
249

야 한다. 이러한 시간을 꾸준히 갖게 되면 몸과 마음이 점차 최고의 컨디션으로 다듬어질 것이며, 자기 안에 긍정적인 에너지가 가득 차오르면서 직장일도 훨씬 더 수월하게 처리할 수 있게 된다.

그렇다면 이 '급하지 않으면서 중요한 일'들을 어떻게 꾸준히 실천할 수 있을까? 먼저 스스로 계획표를 짜는 게 도움이 될 것이다. 계획대로 열심히 실천하다보면, 자신도 모르게 생활의 한 부분으로 익숙하게 자리 잡으면서 점차 삶을 추동시키는 힘을 얻게 될 것이다.

이제 계획표를 짜고, 매일 실천해야 할 것들을 정리해보자. 그리고 시간이 얼마나 걸리는지 직접 해보면서 시간 계획을 짜보자.

예를 들어 스트레칭과 복식호흡은 매일 아침 기상 직후 5~10분, 자신의 감정을 살피며 이름을 붙이는 일은 토요일 오후 30분, 감사 일기 쓰기는 매일 밤 취침 전 5분…. 이런 식으로 자신이 하고 싶은 자기관리법과 횟수, 소요시간 등을 구체적으로 정해놓고, 그 시간만큼은 누구에게도 방해받지 말고 오롯이 자신에게만 집중하자. 다이어리에 '내 감정과 만나는 시간'이라고, 빨간 글씨로 눈에 띄게 써놓는 것도 좋다. 그리고 그 시간이 왔을 때 바로 실천하자.

평상시에 틈틈이 기분 좋고 감동적이었던 기사나 짧은 글을 모아서 나중에 들여다보는 것도 좋다. 또 자기만의 주문을 만들어 거울에 붙여놓고 틈틈이 소리 내 외쳐보는 것도 적극 권장한다. 이것 역시 아침저녁 양치질을 하면서 할지, 아니면 로션을 바르면서 할지 미리 정해서 꾸준히 실천해보도록 하자. 어느새 그 문구대로 자신의 삶이 변화해가면서 자신감이 충만해질 것이다.

　마음을 챙기면서 동시에 몸을 챙기는 것도 잊지 말자. 세포 기능을 살리는 영양소를 꼭 챙겨먹고, 일주일에 몇 번이라도 운동을 하며, 몸에 좋지 않은 음식들을 멀리하자.

　물론 치킨이나 피자도 먹고 싶고, 초콜릿 발린 도넛과 커피가 그리울 때도 있을 것이다. 그렇다면 이것도 계획을 짜서 '일주일에 한 번' 혹은 '한 달에 두 번', 아니면 '어제 먹었다면 며칠간 피하기' 등의 방식으로 적당히 간격을 조절하여 우리 몸이 해독할 시간을 주자. 그리고 그 시간이 지나면 스스로 잘 참았다고 격려하면서 먹고 싶었던 음식을 먹는 것이다. 단, 먹는 순간만큼은 나쁜 음식이라고 생각하지 말고 즐겁고 편한 마음으로 먹자.

　필자는 개인적으로 커피를 매우 좋아한다. 하지만 매일 마시는 것은 몸에 좋지 않기 때문에 이틀에 한 잔만 마신다. 하루는 참고, 그다음 날은 아주 행복하게 커피를 즐긴다.

　만일 지금 직장생활에서 큰 스트레스를 받고 있거나 인생의 무게가 힘들다고 느껴져서 이 책을 읽는 중이라면, 혹시 자신의 인생에서 '급하지는 않지만 소중한' 무언가를 놓치고 살아온 것은 아닌지 곰곰이 되돌아봐야 한다. 그리고 놓치고 살았다는 생각이 든다면, 지금 당장 인생의 항로를 변경해야만 한다. 남은 인생에서 더 멀리, 더 높은 곳으로 도약할 수 있는 도움닫기가 필요한 시점이다.

끝으로, 다시 한 번 강조하고 싶다. 자신의 삶을 다시 일으킬 수 있는 힘은 마음의 힘을 기르는 데 있으며, 마음과 몸은 별개가 아니라 우리 삶을 이끄는 하나의 원천이라는 사실을, 그리고 몸과 마음의 작은 변화가 모여서 결국은 당신의 삶이 좋은 방향으로 변화될 수 있는 기틀이 만들어진다는 사실을….

이제 당신은 새로운 인생의 출발선 앞에 섰다. 지금까지의 당신은 잊어버리고 새롭게 시작하자. 당신의 앞날에 큰 행운이 함께하기를 바란다.

'변화촉진 전문가'로서의
삶을 시작하며 …

지난 24년 동안 수많은 환자들을 진료하면서 많은 경험을 했습니다. 그중에서도 최근 10년간은 만성피로 스트레스 통증전문클리닉에서 진료를 해오고 있습니다. 문득 지난 세월 동안 제가 의사로서 어떤 길을 걸어왔는지, 되돌아보게 되었습니다.

제가 지나온 궤적에는 스트레스로 힘들어하는 환자들의 삶을 변화시키기 위해 저와 환자들이 함께 쏟았던 노력의 결정체들이 맺혀 있었습니다. 그리고 그러한 노력을 통해 몸의 변화와 더불어 마음의 변화가 일어나야 건강을 되찾을 수 있다는 사실도 알게 되었습니다. 그렇게 몸과 마음에 좋은 변화가 일어난 사람들이 자신의 삶에서 큰 성과를 거두는 모습도 볼 수 있었습니다.

결국 우리가 원하는 좋은 일들은 모두 몸과 마음의 작은 변화로부터 비롯된다는 진리를 깨닫게 되었습니다.

이제는 진료뿐만 아니라 강의도 많이 하고 있습니다. 또한 저술 및 연구 활동과 더불어 음악이나 방송 활동도 하고 있습니다. 대학원에서 새로운 공부도 하고 있습니다. 이런 저에게 어떤 사람은 묻습니다.

"왜 그렇게 여러 가지 일을 하면서 복잡하게 살아가십니까?"

하지만 이 일들은 제게는 여러 갈래의 길이 아닌, 한 가지 길로 통합니다. 바로 많은 사람들에게 좋은 변화를 줄 수 있는 방법을 찾는 길입니다. 그래서 저는 제 자신을 '국내 1호 변화촉진 전문가'로 소개합니다.

물론 사람의 몸과 마음을 변화시키는 일이 쉽지만은 않습니다. 하지만 노력하면 불가능한 일도 아닙니다.

지난 10년간 공부해온 기능의학, 심신의학 등의 학문 분야를 우리가 쉽게 적용할 수 있는 방법으로 개발해, 이를 널리 전파하기 위해 강의를 시작했습니다. 이를 점차 발전시켜 교육프로그램으로 만들었으며, 더 나아가서는 e-러닝 프로그램으로 세상에 내놓게 되었습니다. 그리고 이번에는 그간의 교육 및 강연 등에서 소개했던 주요 방법들을 모아 책으로 만들게 된 것입니다.

이 책이 세상에 나오기까지 도움을 주신 많은 분들께 감사의 인사를 빼놓을 수 없습니다. 먼저 저의 NLP 스승님이신 설기문 교수님, 이 책을 기획하는 데 함께해주신 엔터스코리아의 양원근 대표님과 김향숙 과장님, 스토리와 구성을 도와주신 이상원 작가님, e-러닝을 만드는 동안 많은 영감을 제공해주신 알파코의 이윤성 대표님, 끝까지 편집과 출판에 힘을 써주신 스타리치북스의 김광열 대표님, 이혜숙 이사님, 그리고 항상 저를 위해 기도해주시는 부모님께 감사의 말씀을 드립니다.

마지막으로, 항상 격려와 위로로 동행해주는 아내와 영석, 유진에게도 감사의 뜻을 전합니다.

이제 이 책은 스트레스를 받으며 살아가는 모든 분들에게 변화의 씨앗이 될 것입니다. 그리고 이 책을 통해 독자 여러분들이 활력 넘치고 행복한 삶을 살아가게 된다면 저에게는 그 무엇보다도 값진 영광이 될 것이며, 크나큰 보람이 될 것입니다.

고성과 조직의 스트레스 제로 일터 만들기

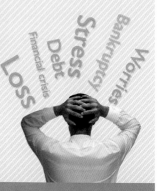

현직 만성피로 전문 클리닉에서 진료하는 전문의가 직접 진단하고
처방하는 과정으로, 몸과 마음이 건강한 조직이 성과도 높다는
조직심리학 이론 아래 개발되었습니다.
본 과정을 통해 자기관리뿐 아니라 조직원의 스트레스까지 관리해
나갈 수 있는 건강한 셀프리더로 거듭나십시오!

· 조직을 최적의 상태로 이끌어서 최대의 성과를 내게 하는 리더가 되기 위해!
· 긍정적 마음과 열정을 불러일으킬 수 있는 직장인이 되기 위해!
· 팀원의 감정과 건강에 관심을 가지는 리더가 되기 위해!

● 강의교수 약력

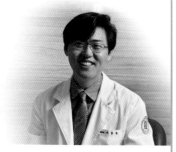

이 동 환
만성피로전문클리닉 원장

· 차의과대학교 보건복지대학원 겸임교수
· 만성피로연구회장
· (사)한국강사협회 선정 '제80호 명강사'
· 국제공인 NLP 프렉티셔너
· 한국코치협회 인증코치
· 미국 가정의학과 교육자협의회 정회원
· 대한 가정의학과의사회 홍보이사

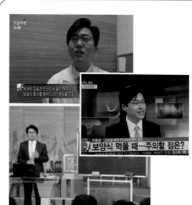

● TV특강 & 인터뷰

· KBS 여성공감
· MBC TV 메디칼 약손
· SBS 건강스페셜
· SBS 모닝와이드
· MBC 생방송 오늘아침
· KBS 생로병사의 비밀
· MBC 뉴스데스크
· KBS 뉴스타임
· MBC 화제집중
· KBS 과학카페
· MBN 황금알 외 다수

● 주요저서

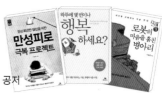

『당신의 세포가 병들어가고 있다』
『로봇의 마음을 훔친 병아리』
『하루에 몇 번이나 행복하세요?』
『만성피로극복 프로젝트』 외 다수 공저

● 교육후기 일부

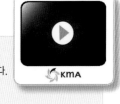

- 유용하고 재미있고 그리고 감동적인 강의 해 주셔서 깊이 감사 드립니다.
- 자존심 강하고 예민한 성격이라 냉전과 갈등이 많았는데 강의를 듣고 느낀 바가 많았습니다.
- 진심으로 오늘이 저의 터닝포인트입니다. 감사합니다.
- 지금까지 들었던 어떠한 교육보다 제게 직접적인 도움이 되었습니다.
- 직접 환자들을 만나시는 전문의의 강의라 와 닿는 점이 많았습니다.
- 상황을 회피하고, 순간을 모면하려는 경우가 있었는데 가르쳐 주신 것을 바로 활용하겠습니다.
- 앵커링 기법과 승모근 이완을 통한 기적적인 환희(?)를 경험하였습니다!

모듈	세부내용
나의 마음열기	1) 프로그램 안내 및 팀 빌딩 2) 자신의 목표 설정하기
내 마음 속 들여다보기	1) 나의 감정 굴곡을 그리고 감정 그래프 점검하기 2) 스트레스 자가진단을 통한 스트레스 지수 확인
스트레스를 잘 다루는 몸과 마음 만들기	1) 근육이완을 통한 마음관리 실습 2) 몸과 마음의 완전한 이완을 위한 4단계 방법과 자기암시법 학습
건강과 행복을 위한 특별처방	1) 감정 조절법을 통한 행복단추 만들기 2) 리프레임 기법을 통한 부정적 감정 없애기
팀원들과 함께 마음열기 연습	1) 사람을 변화시키는 공감의 힘 실습 2) 말이 아닌 마음을 듣는 맥락적 경청 실습
동기를 부여하는 생명의 대화	1) 생명을 주는 4단계 대화법 2) 감사 표현으로 동기 부여하는 방법 실습
소통과 성과를 위한 특별처방	1) 밀턴 에릭슨의 최면 대화법 학습 2) NLP Coaching(오감질문을 통한 코칭기법) 학습
행복한 헬스리더로 다시 태어나기	1) 나의 내면에게 말 걸기를 통해 고성과 조직을 위한 미션 만들기 2) High Performer로 거듭나기 위한 Action Plan 작성하기

● 참가안내

- **교육비:** 회원사 25만원, 비회원사 30만원 (VAT 없음. 중식 및 교재 포함)
- **장소:** KMA 연수센터 (여의도)
- **신청 및 문의:** KMA 인재개발본부 임채욱 팀장
  Tel : 02-3274-9372   Email : cwlim@kma.or.kr

※본 과정은 사내 맞춤형 교육으로도 진행이 가능하므로 자세한 내용은 상담 바랍니다.

현대인들에게 꼭 필요한 스트레스 힐링 솔루션!

Surprise! 힐링닥터 이동환의
스트레스, 의학으로 풀기

현대인의 공공의 적인 '스트레스'를 소재로, 만성피로센터 전문의인 이동환 원장을 통해 스트레스를 의학적으로 접근하고 솔루션 제공함으로써 정신적 스트레스와 신체적 스트레스를 해소할 수 있습니다.

"http://healing.alpaco.co.kr" 직접 확인해 보세요!

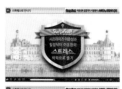
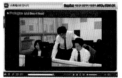
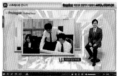
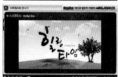
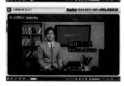

▎E-learning 과정의 특장점

01 스트레스 관리를 위한 의학적 자가 힐링 솔루션 제공
- 스트레스 징후 및 관리에 대해 의학적으로 접근
- 만성피로 전문가인 이동환 원장이 자가 힐링 솔루션을 제시

02 재연드라마를 통한 학습자 공감대 형성 및 몰입도 증대
- 스트레스에 대한 에피소드를 재연드라마로 구성
- 인지도 있는 재연배우의 출연 , CG 및 자막 요소 삽입
- 사례를 바탕으로 한 스토리로 학습자 공감대 형성

03 'Healing'이라는 테마에 부합하는 감성적인 연출
- 시각적으로 'Healing'의 분위기를 연출하여 편안함 유도
- 자연 테마의 오브제 및 잔잔한 BGM의 활용으로 감성 자극
- 스케치 형식의 삽화와 텍스트의 자연스러운 Story 전개

▎주요 학습 내용

모듈		차시	모듈		차시
왜 스트레스인가?	1	스트레스와 만나기	스트레스 해소를 위한 신체관리법	8	스트레스와 부신 피로증
	2	나의 스트레스 지수		9	스트레스와 영양소
스트레스 해소를 위한 마음 관리법	3	마음의 구조		10	스트레스와 수면
	4	내 마음 들여다 보기		11	큐헴 릴렉스 테크닉
	5	부정적 감정 없애기	건강한 개인과 조직을 위한 Action Plan	12	나만의 스트레스 관리 스케줄
	6	나만의 행복 열쇠 찾기			
	7	긍정의 에너지 찾기			

위대한 개츠비

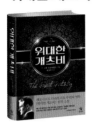

20세기 영미 문학 최고의 걸작

1974년에 이어 2013년 또다시 영화화되어 화제를 불러일으켰던 『위대한 개츠비』는 미국인들이 가장 좋아하는 소설이다. 작품의 배경이 되는 시기는 제1차 세계대전 직후, 이른바 '재즈 시대'라고 불리는 1920년대다. 급격한 산업화와 전쟁의 승리로 물질적인 풍요로움을 얻었지만 전쟁의 참회를 직·간접으로 체험한 젊은이들의 다양한 모습과 현실을 잘 보여주고 있다. 소설 속 주인공 개츠비는 젊은 시절의 순수한 사랑을 이루기 위해 자신을 내던진다. 그의 머릿속에는 아메리칸 드림을 이루어 부의 유혹에 넘어간 사랑한 여인 데이지를 되찾으려는 생각밖에 없다. 그러나 현실은 그의 꿈을 용납하지 않는데…

F.스콧 피츠제럴드 지음 | 표상우 옮김 | 316쪽 | 양장본 | 값 12,000원

성과를 지배하는
바인더의 힘

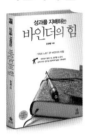

열정만 있고 전략이 없으면 타 죽고 만다

프로가 되려면 성과가 있어야 하고, 성과를 내려면 프로세스를 바꾸거나 강화해야 한다. '시스템'과 '훈련'을 동시에 만족시켜 주는 탁월한 자기관리 시스템 다이어리 3P 바인더의 비밀을 전격 공개한다. 바인더는 훌륭한 개인 시스템이며 동시에 조직 시스템이고, 모든 조직원이 바인더를 사용한다면 굉장한 정보와 노하우의 공유가 일어난다. 저자 강규형은 20여 년간 500여 권의 서브바인더를 만들면서 기록관리, 목표관리, 시간관리, 업무관리, 지식관리, 독서경영 등을 꾸준히 실천하여 성과를 지배한 스페셜리스트이다. 이 책은 바인더와 책, 세미나를 통해 기적 같은 변화를 체험한 수많은 사람들의 사례와 이미지를 삽입하여 바인더를 활용하는 데 좀 더 이해하기 쉽도록 만들어졌다.

강규형 지음 | 342쪽 | 신국판 | 값 20,000원

잘못된 치아관리가
내 몸을 망친다

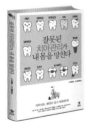

치아 건강은 하루아침에 이루어지는 것이 아니다

치아는 아침에 일어나는 순간부터 잠을 자는 순간까지 모든 음식을 맛보는 즐거움을 선사한다. 그만큼 치아건강은 사람의 행복을 좌우하는데 큰 영향을 미친다. 현직 치과의사가 말하는 일상생활에서 지켜야 할 치아 건강 관리법은 물론이고 치과 진료의 상세한 과정과 치과 진료에 대해 궁금했던 점까지 설명해주고 있는 이 책은 치아전문 일러스트레이터들이 직접 그린 일러스트를 통해 치료 과정을 쉽게 이해할 수 있도록 도움을 주고 있다. 또한 다양한 증상별로 어떻게 대처해야 하는지를 알려주기 때문에 이나 잇몸이 아플 때 늘 보는 가정상비용 책으로 비치해두면 유용한 책이다.

윤종일 지음 | 312쪽 | 4×6배판 | 값 20,000원

화웨이의
위대한 늑대문화

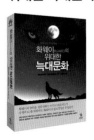

체계적으로 가장 신뢰할 수 있는 화웨이 이야기

68세의 상업사상가. 마흔을 넘긴 기업 전략가 10여 명, 2040세대 중심의 중간 관리자, 십여만 명에 달하는 2030세대 고급 엘리트와 지식인이 주축이 된 지식형 대군을 이끌고 전 세계 방방곡곡을 누빈다. 지난 20여 년 화웨이가 성공할 수 있었던 비결은 도대체 무엇인가? 어떻게해서 성공을 계속해서 복제할 수 있는가? 화웨이의 다음 행보는 무엇일까? 전통적인 기업 관리 이론과 경험은 대부분 비(非)지식형 노동자에 의한 관리에서 비롯된다. 런정페이의 기업 관리 철학은 당대 관리학의 발전에 이바지했다. 즉 인터넷 문화 확산이라는 심각한 도전 앞에 지식형 노동자에 대한 관리 이론과 방법을 모색했다.

텐타오 · 우춘보 지음 | 이지은 옮김 | 4×6배판 | 364쪽 | 값 20,000원

니들이 결혼을 알어?

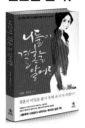

심리상담 전문가가 전하는 결혼에 대한 구도의 메시지

결혼은 액션이다! 아무런 행동도 하지 않고 막연히 앉아서 행복하길 기다리는 사람들의 결혼은 그 자체로 불행이다. 이 책은 결혼에 대해서 쉽게 접근할 수 있도록 스토리 형식으로 저자의 상담현장에서 생긴 사례를 토대로 기혼자들과 결혼 판타지에 빠진 청춘들에게 '꼭 해주고 싶은 말'을 담았다. 경고문 수준의 문구들이 대부분이지만 결혼식 준비는 철저하게 하면서, 결혼준비는 소홀히 하는 이들에게 결혼의 중요성을 일깨워준다. 늘 머리에 '살아? 말아?'를 되뇌며 살아가는 이들에게 '까짓 거 살아보지 뭐!'라며 툴툴 털고 일어서게 하는 힘이 되기를 바라고 있다.

이병준 · 박희진 지음 | 380쪽 | 신국판 | 값 18,000원

어둠의 딸, 태양 앞에 서다

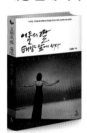

초라한 들러리였던 삶을 행복한 주인공의 삶으로!

세계적인 베스트셀러 『시크릿』의 주인공 밥 프록터의 유일한 한국인 제자인 조성희 대표의 첫 번째 에세이 작품인 이 책은 스스로를 어둠의 딸이었다고 말할 정도로 어려운 환경에서 마인드 교육을 통해 변화된 자신의 이야기들이 담겨있다. '어둠'을 '얻음'으로 역전시키는 그녀만의 마인드 파워는 걸림돌도 디딤돌로 녹여버리고, 고뇌에 찬 결단과 과감한 도전정신으로 만들어낸 선물이다. 꿈이 없어 짙은 어둠의 터널 속에서 절망을 먹고 사는 사람들뿐만 아니라 심장이 뛰는 새로운 돌파구를 찾으려는 모든 사람들에게 이 책은 중독될 수밖에 없는 필독서이다.

조성희 지음 | 404쪽 | 신국판 | 값 18,900원

송경학 세무사에게 길을 묻다

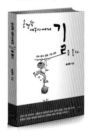

CEO 및 자산가에게 필요한 상속 · 증여 · 금융 · 기업 세무 지식

중소 · 중견기업 CEO 및 자산가, 그들은 '세금'만 생각하면 머리가 지끈거린다. CEO의 필수 덕목이라고 일컫는 재무구조 개선과 인력 관리, 기업 문화 창출, 재충전이라는 말들은 중소 · 중견기업을 경영하는 CEO에게는 딴 세상의 이야기이기 때문이다. 이 책은 CEO와 자산가들의 가장 큰 고민거리인 세금에 대한 이해를 높이고 절세에 대한 다양한 노하우를 알려주고 있다. 회사운영 및 자산 취득, 가업승계 등과 관련된 다양한 문제들과 이에 대한 해결책을 제시하여 기업 CEO 및 자산가들이 현재 자신의 상황에서 가장 적절한 자산관리 및 가업승계 방법을 이해할 수 있을 것이다.

송경학 지음 | 272쪽 | 신국판 | 값 20,000원

논어로 리드하라

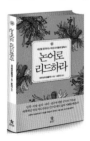

세상을 움직이는 여성 리더들의 필독서

현대에는 강하고 수직적인 남성적 리더십에서 더 나아가 감성적이며 관계지향적인 여성성이 요구되고 있다. 진취적이고 협력적이며 따뜻함까지 두루 갖춘 여성 리더의 사회진출이 높아지는 추세이다. 이러한 변화를 입증하기라도 하듯 한국에서 최초로 여성 대통령이 탄생하였고, 국제적으로는 미국에서 국무부 장관으로 힐러리 클린턴이 있으며, 세계적으로 영향력 있는 여성 방송인으로는 오프라 윈프리를 꼽을 수 있다. 이 세 여성 지도자들의 공통점은 철학서적과 고전 등 많은 책을 통해 인생을 살아가는 데 있어 중요한 가치를 깨닫고, 더 나은 자신이 되기 위해 내면을 수양했다는 점이다. 이 책을 통해 더욱더 많은 여성이 《논어》를 쉽게 접근하고 가까이하여 앞으로 더 많은 여성리더가 배출되는 날이 오기를 희망한다.

저우광위 지음 | 송은진 옮김 | 344쪽 | 신국판 | 값 18,000원

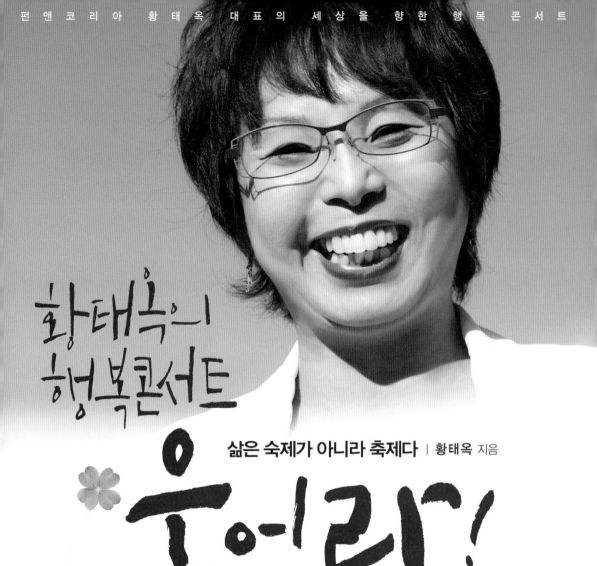
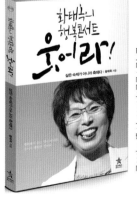

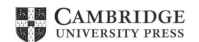
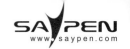
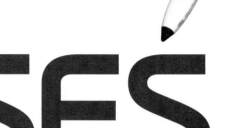
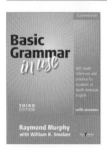
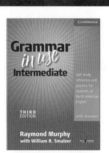
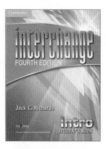
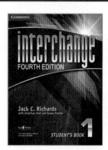
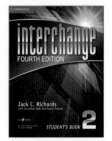
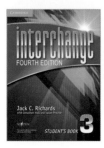
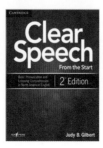
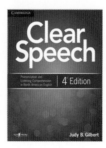
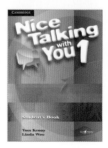
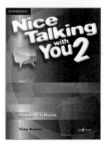